EMAGREÇA & APAREÇA!

EMAGREÇA & APAREÇA!

DESCUBRA SEU TIPO METABÓLICO

Dr. Wilson Rondó Jr.

© Wilson Rondó Júnior, 2007
1ª Edição, Editora Gaia, São Paulo 2007
3ª Reimpressão, 2020

Jefferson L. Alves – diretor editorial
Richard A. Alves – diretor de marketing
Flávio Samuel – gerente de produção
Dida Bessana – coordenadora editorial
Cássio Dias Pelin – preparação de texto
Lucas Carrasco – revisão
felici+designers/www.felici.com.br – capa
Goodshoot/Corbis – foto de capa
Reverson R. Diniz – projeto gráfico

Obra atualizada conforme o
NOVO ACORDO ORTOGRÁFICO DA LÍNGUA PORTUGUESA

Na Editora Gaia, publicamos livros que refletem nossas ideias e valores: Desenvolvimento humano / Educação e Meio Ambiente / Esporte / Aventura / Fotografia / Gastronomia / Saúde / Alimentação e Literatura infantil.

Dados Internacionais de Catalogação na Publicação (CIP)
(Câmara Brasileira do Livro, SP, Brasil)

Rondó Júnior, Wilson
   Emagreça & apareça! : descubra seu tipo metabólico / Wilson Rondó Jr. – São Paulo : Gaia, 2007.

   ISBN 978-85-7555-155-4

   1. Alimentos – Combinação 2. Dietas para emagrecer 3. Obesidade 4. Saúde – Promoção I. Título

07-7524   CDD-613.25

Índices para catálogo sistemático:

1. Combinações alimentares e emagrecimento :
Nutrição aplicada : Promoção da saúde   613.25

2. Emagrecimento : Dietas : Combinações alimentares :
Nutrição aplicada : Promoção da saúde   613.25

Direitos Reservados

editora gaia ltda.
Rua Pirapitingui, 111-A – Liberdade
CEP 01508-020 – São Paulo – SP
Tel.: (11) 3277-7999
e-mail: gaia@editoragaia.com.br
www.editoragaia.com.br

Colabore com a produção científica e cultural.
Proibida a reprodução total ou parcial desta obra sem a autorização do editor.

Nº de Catálogo: **2957**

Para Manuela, minha filha, pelo amor incondicional que me estimula a ser um bom pai, um profissional consciente e um ser humano melhor.

Para Suzy Mary Ezaki, pelo inestimável apoio na organização dos manuscritos.

Para a dedicada equipe da W. Rondó Medical Center, um laboratório vivo dos princípios contidos neste livro.

Para os inúmeros pacientes – e parceiros – que superaram com determinação hábitos inadequados para, juntos, alcançarmos os objetivos desejados.

Advertência

Este livro traz informações, conselhos e observações que não substituem a orientação de um profissional. É preciso sempre consultar um médico antes de iniciar qualquer tipo de tratamento.

Sumário

Prefácio 9
Apresentação 11
Você é especial 13
    Um novo olhar sobre a saúde 13
    Roleta dietética 13
    Alimento ou veneno 15
    Qualidade sob medida 16
    O poder da genética 18
    Avaliações importantes 19
A dieta nutrigenômica 23
    Em busca do equilíbrio 23
    Os tipos metabólicos 24
O prazer de comer sem culpa 27
    Prepare-se para grandes mudanças 27
    Benefícios para a saúde e a forma física 28
Descubra seu tipo metabólico 29
    Como aplicar o teste 29
    Questionário 30
    Conheça os resultados 49
A Alimentação e os Tipos Metabólicos 51
Tipo Proteína 51
    Características gerais 51
    O tipo Proteína e os alimentos 52
    Como aproveitar melhor os alimentos 54
    Aprenda a ouvir o seu corpo! 54
    Cuidados especiais 55
    Proporções de macronutrientes para o tipo Proteína 59
Tipo Carboidrato 61
    Características gerais 61
    Como aproveitar melhor os alimentos 62
    Cuidados especiais 63
    O tipo Carboidrato e os alimentos 64
    Proporções de macronutrientes para o tipo Carboidrato 70
Tipo Misto 73
    Características gerais 73
    Como aproveitar melhor os alimentos 74
    Cuidados especiais 75
    O tipo Misto e os alimentos 76
    Proporções de macronutrientes para o tipo Misto 81

Ampliando Limites 83
Índice glicêmico 83
Combinação de alimentos 87
    Regras gerais 87
    Guia para alimentação consciente 90
Alergia alimentar 93
    Sintomas comuns associados às alergias alimentares 93
Abordagem diagnóstica moderna 95
Bases teóricas 97
Tipo sanguíneo 99
Suplementos 101
    Cálcio 101
    Magnésio 102
    Vitamina C 102
    Suplementação necessária 102
Açúcar 105
Adoçantes artificiais 107
    Aspartame 107
    Frutose 107
    Sucralose 107
    Stevia 108
    Xylitol 108
    Melhores escolhas 108
O papel da insulina 109
    Aspectos a considerar 109
    Ações da insulina sobre o sistema cardiovascular 110
Leptina 111
    Resistência à leptina distorce hormônios 112
Óleo e gordura de coco 117
    Na cozinha 118
    Benefícios 119
Gordura saturada 121
    A importância dos ácidos graxos saturados 122
    Onde encontrar e como usar 123
Voltando às origens 125
Referências 127

Prefácio

A obesidade, assim como as doenças a ela relacionadas, seja a diabete, a hipertensão arterial, a aterosclerose ou o câncer, só para citar as mais importantes, constitui um problema grave de saúde pública, levando a gastos astronômicos com seu tratamento. No Brasil seu nível é crescente, atingindo índices epidêmicos. Provocam gastos públicos elevadíssimos para o acompanhamento médico.

Causas? O binômio falta de atividade física e alimentação inadequada é o responsável direto pelo alto número de pessoas que ficam doentes. Às vezes chegam a ficar incapacitadas para suas atividades, por causa das doenças, além daqueles que morrem por suas complicações.

No que diz respeito à alimentação, muitas coisas têm mudado ultimamente. Assim, a pirâmide alimentar proposta em 1991, pelo Ministério da Agricultura dos Estados Unidos, para solucionar os problemas alimentares, não só se mostrou ineficaz como provocou o aumento da obesidade e de doenças relacionadas. Isso porque propõe o consumo elevado de carboidratos simples, que são de alto nível glicêmico, além de promover o uso de margarinas. Infelizmente, hoje em dia, até nos livros do Ensino Fundamental de nossas escolas essa pirâmide, importada, é colocada como sendo a solução para a alimentação saudável.

Estudos recentes mostram que os grandes vilões da alimentação são os carboidratos simples e as gorduras saturadas, de origem vegetal (margarinas). Até há pouco tempo eram propostas como a solução para os problemas de saúde.

O livro do Dr. Wilson Rondó Jr. aborda com propriedade esses aspectos, não propõe soluções mágicas, do tipo "o comprimido que resolve seus problemas", tão usado pela indústria farmacêutica. Além de bastante claro e didático, propõe soluções, com a classificação e a "receita" dos alimentos a serem consumidos.

O mais interessante, no entanto, é a classificação em tipos que devem consumir mais um ou outro gênero de alimento. Esse é o maior fator de diferenciação. Sabemos que há uma seleção genética e cultural que faz que tenhamos maior adaptação a um ou outro tipo de alimento. Assim, populações de regiões tropicais, por exemplo, têm hábitos e costumes, inclusive alimentares, completamente diferentes daquelas que vivem em regiões muito frias, como nos países nórdicos. A migração constante que ocorre hoje em dia, devido à facilidade de deslocamento, faz com que pessoas que possuem uma genética adaptada a uma região mais quente vão viver em países onde o frio predomina e vice-versa.

Dr. Paulo Olzon Monteiro da Silva
Professor da Disciplina de Clínica Médica da Unifesp

Apresentação

Sempre acreditei no valor da nutrição para manter a boa forma e a saúde – a terapia nutricional é claramente um grande recurso como abordagem terapêutica primária, apesar dos desafios envolvidos em sua aplicação. Mas intrigava-me o fato de um programa nutricional funcionar muito bem para certas pessoas e produzir pouco ou nenhum benefício para outras.

Há cerca de três anos, quando alguns pacientes relataram ter alcançado excepcionais resultados clínicos com uma alimentação baseada no tipo metabólico, minhas pesquisas nutricionais ganharam um novo rumo. Os primeiros contatos com essa nova tecnologia nutricional colocaram-me diante de conceitos não convencionais, mesmo no contexto de uma medicina alternativa.

Curioso, segui pesquisando, na esperança de encontrar respostas que procurava havia muito tempo, especialmente no que dizia respeito a dietas de emagrecimento.

Descobri que, no meio da década de 1980, nos Estados Unidos, um grupo formado por cientistas e médicos havia criado uma abordagem nutricional que parecia dar conta do recado. Era muito simples e lógica: não há dois indivíduos iguais no plano bioquímico ou fisiológico. Portanto, o esquema nutricional que funciona deve ser elaborado de acordo com as necessidades específicas de cada paciente. É a **nutrigenômica** em ação, que destaca de forma única, pessoal e inédita o papel dos genes no funcionamento do metabolismo de cada pessoa.

Pesquisadores como William Kelley, George Watson e Roger William construíram algo inovador, baseados nos trabalhos científicos e médicos desenvolvidos por Weston Price, Francis Pottenger e Royal Lee. O conceito de "individualidade bioquímica" está por trás da dieta do tipo metabólico, a mais eficiente forma de ganhar saúde, energia e peso ideal.

As diretrizes dessa nova abordagem que, em minha prática de consultório, tem mostrado resultados excepcionais foram seguidas na preparação deste livro.

Você é especial

UM NOVO OLHAR SOBRE A SAÚDE

Os conceitos médicos de saúde e bem-estar têm sofrido profundas transformações na sociedade moderna. Já não se acredita mais, como se acreditava há pouco tempo, que a solução dos problemas de saúde depende quase que exclusivamente das drogas químicas. A fé cega nos remédios e na postura curativa parece ter seus dias contados, pelo menos entre os profissionais preocupados com a qualidade da medicina.

As novas perspectivas voltam-se para os tratamentos preventivos, que costumam ser mais eficientes e econômicos, inclusive para as instituições públicas de saúde. Como profissional dedicado à medicina ortomolecular, sou da opinião de que a prevenção está na linha de frente dos tratamentos quando se deseja colher bons resultados.

A boa saúde e a longevidade estão diretamente relacionadas com o controle da alimentação e do estilo de vida.

Alimentação desregrada e inadequada, vida sedentária e estresse físico e mental formam a trindade sobre a qual se baseia a má qualidade da saúde da maioria das pessoas. Dentre os sintomas mais evidentes de que as coisas estão no caminho errado destacam-se obesidade, diabete e problemas cardiovasculares.

ROLETA DIETÉTICA

Bombardeadas pela mídia, as pessoas se encontram no meio de um fogo cruzado. De um lado, o apelo irresistível e constante para que consumam todas as delícias do mundo; de outro, a condenação eterna ao inferno pelo excesso de peso acumulado. Desesperadas, muitas comprometem a saúde em sacrifícios extremos para emagrecer, seguindo dietas da moda, que na maioria das vezes não são adequadas. O ponteiro da balança pode até baixar, mas logo volta a subir, pois ninguém é de ferro! E recomeça a perigosa jornada rumo à conquista da beleza a qualquer preço.

Uma dieta que atenda às necessidades do organismo humano é fundamental para se viver com mais energia, com melhor condicionamento físico e livre de doenças.

Acertar na dieta não é fácil, tamanha a oferta à disposição. Uma rápida passada pelas livrarias é suficiente para se conferir que há de tudo: dieta macrobiótica, dieta do alimento cru, dieta das celebridades, dieta de alimentos orgânicos, dieta de rotação, dieta sem laticínios, dieta sem açúcar, dieta de prevenção de câncer, dieta cardiovascular, dieta para atletas, dieta para mulheres, dieta para desacelerar o envelhecimento, dieta para fortalecer a imunidade, dieta para combater a depressão, dieta para controlar o índice de glicemia, dieta sem colesterol e por aí afora.

Na área dos dietólogos há sempre um novo guru em ascensão. De vez em quando surgem especialistas alardeando suas ideias de consumo dos macronutrientes, ou seja, quanto de proteína, carboidrato e gordura deve ser consumida e em que proporções.

Há aqueles que propõem uma alimentação com pouca proteína e gordura e muito carboidrato, pois acreditam que carne, queijo e óleo vegetal aumentam medidas, obstruem artérias e aceleram o caminho para a senilidade e a morte prematura. Outros aconselham a reduzir a gordura ao mínimo e a adotar alimentação leve, vegetariana, baseada em grãos, frutas e vegetais. Um terceiro time de gurus prega exatamente o contrário: alimentação rica em proteínas e gorduras e pouco carboidrato. Asseguram que é o único caminho para combater problemas sérios de saúde, como obesidade e doenças cardíacas. Há também especialistas que defendem a dieta com carboidratos, proteínas e gorduras na proporção de 40:30:30, respectivamente. Em alguns casos, essa abordagem pode levar a desequilíbrios hormonais que estariam na raiz de problemas como obesidade, arterosclerose, câncer, diabete e fadiga crônica.

As dietas competem por nossa atenção, todas prometendo benefícios de longa duração. A pergunta que se faz é: já que são contraditórias entre si, como podem garantir resultados aos que se aventuram a segui-las? Podem mesmo funcionar para certas pessoas se, por acaso, forem fisiologicamente apropriadas para elas. Por isso, os gurus de dietas sempre têm seguidores e divulgadores entre os que foram bem-sucedidos com seus métodos. Mas há aqueles que não se deram bem. A estes eu chamo de *maioria silenciosa*.

Essa superoferta de dietas deixa as pessoas confusas. Sem condições de separar o joio do trigo, fazem uma escolha aleatória e apostam, sem garantias, nos resultados dessa verdadeira roleta-russa dietética.

ALIMENTO OU VENENO

A verdade é que os especialistas em nutrição são simplesmente incapazes de alcançar resultados consistentes com dietas padronizadas. Embora esse assunto não seja muito comentado entre os profissionais da área, a maioria sente-se frustrada com os insucessos. Começar a resolver o problema implica aceitar o óbvio: dar ao paciente uma dieta certa para as necessidades dele. Em outras palavras, é como lhe dar uma roupa sob medida. Exatamente o oposto do que fazem as dietas da moda, oferecendo modelos "tamanho único", que na verdade podem não funcionar.

A dieta deve ser personalizada, pois cada indivíduo é um ser único, diferente de todos os outros, com necessidades específicas.

A tradição médica clássica entendia a importância da individualidade fisiológica, um fato que a medicina moderna parece ter deixado de lado. Há cerca de dois mil anos, Lucrecius, filósofo e terapeuta romano, afirmava: "O alimento para um homem pode ser o veneno para outro".

Sem levar em conta a individualidade como princípio da ciência nutricional, a medicina moderna dificilmente encontrará soluções clínicas efetivas em escala significativa, apesar de contar com pesquisas clínicas e laboratoriais de ponta. Se isso funcionasse, a população norte-americana não estaria assumindo a liderança mundial em saúde precária e obesidade. O Brasil parece seguir a passos largos o mesmo caminho, pois cerca de 40% da população é obesa, segundo dado recente do Instituto Brasileiro de Geografia e Estatística (IBGE).

Nos últimos 15 anos houve uma mudança substancial no interesse das pessoas quanto à nutrição. Aumentou a procura por profissionais da área, bem como o número de lojas especializadas em produtos naturais, e cresceu o consumo de suplementos nutricionais. Apesar disso, o peso médio da população não baixou de forma consistente, nem diminuiu a incidência de doenças degenerativas. Nossa realidade mostra que:

- a obesidade no Brasil já atingiu 40% (nos Estados Unidos é de 70%);
- a obesidade é a maior causa de doenças cardíacas e, no Brasil, cerca de 850 pessoas morrem por dia em decorrência de problemas cardiovasculares;
- houve crescimento expressivo de casos de câncer, doenças cardíacas, obesidade, diabete e várias doenças crônicas;
- a obesidade vem crescendo assustadoramente entre as crianças;
- doenças crônicas de todo tipo têm aumentado bastante entre crianças e jovens, tanto que 40% destes são recusados para o serviço militar por falta de saúde.

A origem do problema reside em sérias deficiências ou desequilíbrios nutricionais. E que, apesar de todo o esforço que se faça no sentido de mudar essa realidade, os resultados serão desalentadores. Há barreiras gigantescas a enfrentar, que dificultam o caminho, como interesses econômicos, educação deficiente e desinformação.

QUALIDADE SOB MEDIDA

É difícil construir novos hábitos, adotar uma dieta saudável e satisfatória, quando parte expressiva da ciência nutricional ainda atua com base na massificação de conceitos e regras. Suas normas destinam-se a atender a maioria, de modo genérico, com dietas padronizadas que não levam em conta as particularidades de cada pessoa. Dietas feitas nessas bases não garantem resultados duradouros.

É preciso entender de uma vez por todas que, por razões genéticas, somos todos diferentes em termos bioquímicos e metabólicos.

Considere que não há dois indivíduos com as mesmas impressões digitais. Cada um de nós processa os alimentos e utiliza os nutrientes de um modo único e, na medida do possível, a medicina deveria tratar os pacientes de acordo. Infelizmente, temos sido iludidos pela indústria da alimentação. E pela ciência da nutrição, quando adota um tipo de dieta genérico.

Não existe nem nunca existiu uma dieta genérica saudável, que garanta resultados iguais para todos. Bioquimicamente, qualquer nutriente ou alimento tem formas específicas de atuar em cada indivíduo.

É necessário considerar as especificidades, pois o que serve para uns nem sempre é bom para outros. Há quem funcione melhor com uma dieta rica em carboidratos e pouca gordura. Outros precisam de uma alimentação em que predominam proteína e gordura. Há ainda os que reagem melhor a uma dieta mista, que combine esses elementos em quantidades equilibradas.

Antes de prescrever a dieta, o nutrólogo precisa formar um quadro o mais preciso possível das necessidades do paciente, se não quiser que ela seja abandonada no meio do caminho ou até mesmo antes de ser iniciada. De nada adianta montar um esquema ideal e nele tentar encaixar o paciente. É preciso partir da realidade individual. São inúmeros os dados a serem considerados, como idade, estilo de vida, condições de saúde física, aspectos psicológicos e mentais, até mesmo o clima do lugar em que o paciente vive. Esse tipo de informação e alguns exames clínicos e de laboratório formam a sólida base que contribui para o sucesso do tratamento.

Felizmente, a tecnologia para analisar individualmente as diferenças nutricionais já existe. Apoia-se em uma metodologia extremamente lógica e eficaz, que aponta com exatidão o caminho a ser seguido. A prescrição da dieta, assim, é feita sob medida para o paciente. Nutrido de acordo com necessidades específicas, muitas talvez herdadas de ancestrais, seu organismo estará mais apto para:

- prevenir e reverter doenças degenerativas;
- fortalecer o sistema imunológico;
- atingir e manter o peso ideal;
- otimizar a energia física e a clareza mental;
- corrigir alterações de humor e depressão;
- melhorar o desempenho atlético e a resistência.

O PODER DA GENÉTICA

Metabolismo é a soma de todas as atividades químicas e biológicas necessárias para sustentar a vida, isto é: nutrição, transporte, respiração, síntese, regulação, crescimento e reprodução.

Todas essas atividades metabólicas para a manutenção da vida consomem energia que retiramos do meio ambiente – ar, água, luz solar e alimentos. O papel dos alimentos é fundamental, porque suprem o organismo com vitaminas, minerais, enzimas e proteínas, elementos que são usados para reparar, refazer e curar tecidos. Também fornecem o combustível que é oxidado – queimado – nas células a fim de gerar a energia necessária à realização das atividades metabólicas.

Manter e reproduzir a vida exige um amplo espectro de nutrientes. A quantidade necessária de cada um deles está geneticamente programada em cada um de nós, bem como a forma de o organismo reagir a eles.

Isso explica por que certos nutrientes causam bem-estar ou desconforto em algumas pessoas e nenhuma reação notável em outras. Quando as células do organismo recebem todos os nutrientes exigidos geneticamente, são capazes de produzir ótimas quantidades de energia e, assim, desempenhar plenamente seu papel genético. Células fortes e eficientes compõem órgãos, glândulas e sistemas saudáveis como decorrência natural.

Qualquer processo bioquímico no corpo é totalmente dependente da qualidade e da quantidade de energia disponível. Caso haja energia suficiente em células, órgãos, glândulas e sistemas, a boa saúde estará presente.

Avaliações importantes

Determinar o perfil bioquímico-metabólico do paciente é o primeiro passo para suprir seu organismo de tudo o que ele realmente necessita.

Cientificamente, significa estabelecer parâmetros que permitem personalizar a alimentação nos mínimos detalhes. Para isso, avaliam-se a taxa de oxidação celular, o comportamento do sistema nervoso autônomo e os aspectos decorrentes desses dados.

1. Taxa de oxidação celular

Conforme o metabolismo, um indivíduo pode apresentar uma das três características a seguir: oxidação lenta, oxidação rápida e oxidação mista. Entenda-se que, aqui, oxidação refere-se à rapidez com que os nutrientes são metabolizados.

Estabelecido o tipo de metabolismo do paciente, temos informações básicas para escolher os alimentos e definir as combinações mais indicadas, com ênfase especial em todos os macronutrientes importantes.

- Oxidação lenta pede pouca proteína, pouca gordura e muito carboidrato.
- Oxidação rápida pede muita proteína e gordura, mas pouco carboidrato.
- Oxidação mista pede proporções relativamente iguais entre proteínas, gorduras e carboidratos.

2. Avaliação do sistema nervoso autônomo (SNA)

Contribui para determinar as necessidades nutricionais individuais. O SNA é o principal regulador do metabolismo, já que controla todas as atividades involuntárias como frequência cardíaca, digestão, respiração, reparação dos tecidos, atividades celulares, temperatura corporal, funções do sistema imunológico e muitas outras.

O SNA divide-se em simpático e parassimpático e cada ramo tem a função de regular um conjunto diferente de atividades metabólicas. Enquanto um deles ativa determinadas funções, o outro atua de maneira oposta sobre essas mesmas funções. Enquanto o sistema nervoso simpático acelera o ritmo cardíaco, por exemplo, o parassimpático o desacelera. Enquanto o sistema parassimpático ativa a digestão, induzindo a secreção de ácido hidroclorídrico, as contrações estomacais e o peristaltismo, o sistema nervoso simpático tem o poder de interrompê-la – diante de uma situação de perigo, por exemplo, quando a maior parte do sangue é desviada do aparelho digestivo e empregada em preparações metabólicas necessárias a uma situação de fuga ou ataque.

Essa característica de integração dos sistemas é que permite trabalharem juntos, sincronizados, com a finalidade de regular todos os processos metabólicos involuntários do corpo humano.

A boa saúde reside no equilíbrio entre os sistemas simpático e parassimpático.

A maioria das pessoas é neurologicamente mais influenciada por um ou outro sistema. Mas os limites entre eles nem sempre são bem definidos, e é por isso que os indivíduos apresentam muitas características físicas, comportamentais e psicológicas diferentes, que podem tender para qualquer um dos lados. A importância dos nutrientes é fundamental na conquista e manutenção desse equilíbrio, já que estimulam ou fortalecem um sistema enquanto causam efeito oposto no outro.

Certas características podem ajudar na avaliação do tipo de sistema predominante em cada pessoa.

Características de cada sistema

DOMINÂNCIA SIMPÁTICA	DOMINÂNCIA PARASSIMPÁTICA
Tendências físicas	**Tendências físicas**
Indigestão Queimação gástrica (azia) Insônia Hipertensão Predisposição a infecções Pouco apetite Estrutura facial angular Tendência a ser alto e magro	Diarreia Alergias Hipoglicemia Arritmias cardíacas Fadiga crônica Resfriados Excesso de apetite Estrutura arredondada da cabeça Tendência a ser baixo e gordo
Tendências psicológicas e comportamentais	**Tendências psicológicas e comportamentais**
Boa concentração Alta motivação Frieza emocional Irritabilidade Hiperatividade Socialmente reservado	Letargia Tendência a adiar tarefas Demora para se irritar Espírito decidido e cauteloso Emocionalmente caloroso Socialmente extrovertido

A dieta nutrigenômica

EM BUSCA DO EQUILÍBRIO

Conforme a *nutrigenômica*, ciência que estuda a interação entre alimentação, genoma e metabolismo, para reconquistar a saúde não basta ingerir alimentos considerados saudáveis, porque sua resposta genética a eles pode não ser adequada. Nutrientes vitais só serão assimilados corretamente se você se alimentar de acordo com seu tipo metabólico, que é determinado pela genética. Daí a importância de uma dieta que atenda às reais necessidades do seu organismo em particular. Ela será ainda mais eficiente com um suporte antioxidante que priorize suas necessidades individuais.

Sua saúde não está equilibrada se você se encontra acima do peso, sente-se fora de forma ou tem dificuldade para emagrecer ou manter o peso, por exemplo. Mas há outras questões que podem ajudar a fazer uma avaliação mais precisa. Sente-se revigorado ao acordar, com bom nível de energia, ou já acorda cansado? Mantém-se alerta o dia todo ou enfrenta períodos de cansaço, irritabilidade ou baixa concentração? Sente dores ou desconfortos físicos variados? Sofre de alergia, artrite, dor de cabeça, hipoglicemia, digestão difícil, depressão, infecções de repetição ou problemas cardiovasculares? Quanto mais problemas, maior o desequilíbrio orgânico, e há grandes chances de você sofrer de desnutrição subclínica.

Quando pensamos em desnutrição, logo nos vem a imagem clássica de alguém muito magro. Mas nos tempos atuais a desnutrição mostra-se sob muitas faces. A verdadeira epidemia de obesidade em algumas áreas do mundo é prova disso: a má alimentação, sobretudo nos reinos do *fast-food*, costuma engordar sem nutrir. O quadro de malnutridos cresce assustadoramente, deixando atrás de si uma legião de doenças e disfunções que parecem cada vez mais difíceis de debelar. O irônico é que os obesos, para satisfazer a fome e manter o metabolismo já baleado pela má nutrição, continuam a comer mal, sem saber, e a perpetuar suas indisposições.

A dieta do tipo metabólico faz muito mais por você do que apenas controlar o peso. É por meio dela que se conquista equilíbrio físico, mental, emocional.
Isso se chama saúde!

OS TIPOS METABÓLICOS

Cada tipo metabólico pede uma dieta específica. Você mesmo poderá identificar a que tipo pertence, respondendo ao questionário que lhe apresentamos. De posse dos resultados, poderá dar o primeiro passo no caminho da boa nutrição e de todas as vantagens que ela traz.

O diagnóstico do tipo metabólico baseia-se nas necessidades que você apresenta no momento da realização do teste. Essas necessidades podem mudar por diversas razões, como estresse, doenças, carência ou excesso de algum nutriente. Portanto, o diagnóstico não é válido para toda a vida. Daí a importância de ir ajustando a dieta conforme a necessidade. De vez em quando ou sempre que sentir necessidade, repita o processo.

Conhecendo seu tipo metabólico, você poderá determinar os alimentos compatíveis com sua bioquímica, os que lhe darão mais saúde e energia. Isso implica combinar os macronutrientes (proteínas, carboidratos e gorduras) nas proporções corretas para você.

Tipo Proteína

Pessoas com metabolismo tipo Proteína apresentam as seguintes características:

- metabolizam carboidratos rapidamente e dependem da quebra do açúcar para gerar energia (oxidante rápido);
- possuem o ramo parassimpático do sistema nervoso autônomo mais forte e dominante que o ramo simpático.

Esses indivíduos requerem alto consumo de proteínas para fortalecer o sistema simpático. Elas ajudam a acidificar seu metabolismo, que é muito alcalino. Também precisam de mais proteína – especialmente as ricas em purinas (substâncias derivadas de uma classe de proteínas chamada nucleoproteína, que desempenha uma parte importante nos processos de produção de energia nos tecidos) – para desacelerar a rápida velocidade da oxidação celular, alcalinizando seu metabolismo muito ácido.

Tipo Carboidrato

Esse tipo metabólico é o oposto do tipo Proteína. Precisa de altas concentrações de carboidratos na alimentação para fortalecer o ramo parassimpático do seu sistema nervoso, mais fraco que o ramo simpático, e alcalinizar seu metabolismo, que é muito ácido. Ou precisa de mais carboidratos para acelerar a lenta velocidade de oxidação celular, acidificando seu metabolismo, que é muito alcalino.

Tipo Misto

É uma combinação dos anteriores. Pede uma mistura bem equilibrada de nutrientes para suportar ambos os sistemas – o simpático e o parassimpático. Por sua natureza, a velocidade de oxidação celular não é rápida nem lenta demais, e a alimentação deve ser bem programada para mantê-la em equilíbrio.

Base alimentar dos tipos metabólicos

Tipo metabólico	Sistema dominante e oxidação	Base alimentar
Proteína	• Dominância do sistema nervoso parassimpático. • Oxidação rápida.	• Com muita proteína de origem animal e gorduras. • Pouco carboidrato.
Carboidrato	• Dominância do sistema nervoso simpático. • Oxidação lenta.	• Pouca proteína de origem animal. • Baixo teor de gordura. • Muito carboidrato.
Misto	• Não há dominância do sistema simpático ou parassimpático.	• Mistura dos tipos Proteína e Carboidrato, com proporções iguais de proteínas, gorduras e carboidratos.

O prazer de comer sem culpa

Prepare-se para grandes mudanças

Há muitos anos, realizo pesquisas quanto aos aspectos relacionados à alimentação, com o objetivo de oferecer aos pacientes um caminho seguro e saudável para emagrecer, permanecer em forma e manter a energia em alta. *Fazendo as pazes com seu peso* é o livro que traduz o primeiro grande avanço nesse sentido. Após contínuas pesquisas, posso afirmar que a dieta baseada no tipo metabólico é a que oferece resultados mais significativos, exatamente por atender às necessidades específicas de cada paciente. Toda experiência nesse sentido trouxe resultados excelentes.

No momento em que se entende como determinados alimentos afetam a saúde, passa a ser mais fácil o relacionamento com a comida. Ao se acertar o passo na dieta indicada ao tipo metabólico específico, logo o paciente se dá conta de que está se alimentando bem, sem esforço ou sofrimento, e que o equilíbrio que tanto desejava está ao seu alcance. Muitos experimentam dietas de todo tipo, anos de restrições alimentares com ferrenha força de vontade para perceber, no final, que continuam a ganhar peso e a perder saúde. Não há por que continuar se martirizando com dietas que não funcionam se há uma solução para o problema.

Quando você reconhece a sua individualidade metabólica,
a sua vida muda.

Você se torna apto a controlar o alimento e não se deixa controlar por ele, como antes. Você passa a se alimentar saudavelmente e sem culpa. E o que é melhor: uma vez em equilíbrio, talvez você possa incluir na dieta algumas delícias que, antes, teria condenado à danação eterna. É que a dieta do tipo metabólico pode causar tantas boas mudanças em seu organismo que, muitas vezes, o que lhe fazia mal pode não mais prejudicar você. Com a dieta do tipo metabólico, alimentar-se corretamente não é um desafio complexo nem exige um esforço gigantesco.

> *Quando você souber escolher alimentos que efetivamente sustentam o funcionamento de seu sistema metabólico, que é único, comer deixará de ser um problema para se transformar em algo prazeroso e sem vestígios de culpa.*

BENEFÍCIOS PARA A SAÚDE E A FORMA FÍSICA

Alguns resultados podem ser obtidos com rapidez, outros exigem mais tempo para que sejam notados. Não desanime. Lembre-se de que cada organismo tem sua própria maneira de se expressar.

- Sua alimentação será convertida eficientemente em energia e muito menos em gordura de reserva.
- Você sentirá mais energia física e mental após lanches ou grandes refeições.
- Você também terá mais energia durante o dia todo.
- Vai se sentir mais satisfeito por mais tempo.
- Desaparecerão os desejos compulsivos por doces e carboidratos refinados.
- Problemas digestivos como gases, distensão abdominal e má digestão serão eliminados ou reduzidos.
- Seu desempenho atlético melhorará.
- Sua concentração mental crescerá.
- Sentirá maior sensação de bem-estar e experimentará uma atitude positiva diante da vida.
- Ansiedade, depressão, irritabilidade e hiperatividade tenderão a desaparecer.
- Você perderá peso sem eliminar calorias da dieta.
- Manterá o peso sem privações ou fome.
- Atingirá seu peso ideal, seja ele maior, seja menor do que o apresentado ao começar a dieta.
- Doenças crônicas terão manifestações atenuadas.
- Haverá fortalecimento da imunidade.
- Você ganhará maior resistência contra gripes, resfriados e infecções de repetição.
- É possível que diversas doenças degenerativas crônicas sejam revertidas.
- O processo de envelhecimento desacelerará.

Descubra seu tipo metabólico

COMO APLICAR O TESTE

Responda a cada questão assinalando a opção que melhor o descreve no momento atual, e não como você costumava ser ou acha que deveria ser. Tente ser o mais honesto e ponderado possível.

É importante que as respostas sejam precisas, já que ajudarão a mostrar uma imagem sua o mais próximo possível da realidade. Portanto, é melhor fazer o teste com calma, sem pressa ou ansiedade.

Se em qualquer questão tiver certeza de que as alternativas não se aplicam a você, simplesmente deixe-a sem resposta. Se as respostas não o descrevem exatamente, mas se reconhece em alguma, mesmo que genericamente, assinale-a. O que procuramos são seus padrões ou tendências metabólicas gerais. Portanto, não há necessidade de prender-se a detalhes exatos ou à terminologia específica de cada questão ou resposta.

Você pode ficar surpreso por realmente não saber a resposta de algumas questões. Por exemplo, talvez não saiba de imediato como reagiria a uma comida específica ou combinação de comidas. Nesse caso, o que deve fazer é simplesmente adiar o teste até descobrir como reage às comidas em questão.

Você poderá fazer o teste sempre que achar necessário. Na verdade, desejará fazer reavaliações ao longo do tempo a fim de verificar se sua química corporal mudou, o que pode acontecer.

A maioria das respostas é assinalada com as letras **a**, **b** e **c**. Mas não se surpreenda se algumas apresentarem apenas uma ou duas letras, nem sempre **a** ou **a** e **b**. Por exemplo, pode aparecer uma só resposta assinalada com a letra **c**. Marque-a, se for o caso, porque na contagem final a letra corresponderá a um peso específico no gabarito.

Pronto? Pode começar a responder.

Questionário

1. Raiva e irritabilidade

São emoções que só deveriam surgir por uma boa razão. Mas, para algumas pessoas, sentir raiva ou irritabilidade é algo frequente. Há quem não passe um só dia sem esses sentimentos, que podem ser influenciados pelo tipo de alimento ingerido. Pule esta questão se você não sentir raiva ou irritabilidade relacionada à alimentação.

   a. Quando fico bravo, comer carne ou comida gordurosa parece piorar a raiva.
   b. Às vezes, comer alivia a minha raiva; e realmente não faz diferença nenhuma o que eu comer.
   c. Frequentemente noto que sensações de raiva ou irritabilidade vão embora quando como algo pesado e gorduroso, como certos tipos de carne.

2. Ansiedade

Algumas pessoas tendem a ser ansiosas, apreensivas ou preocupadas. Em muitos casos, essas sensações são intensificadas ou suavizadas pelos tipos de comida ingeridos. Não responda a esta questão se você não sentir ansiedade influenciada pela comida.

   a. Quando estou ansioso, comer frutas e vegetais me acalma.
   b. Qualquer coisa que eu coma ajuda a aliviar minha ansiedade.
   c. Comida pesada e gordurosa melhora o jeito como me sinto e diminui a sensação de ansiedade.

3. Café da manhã

Essa refeição é tão importante quanto qualquer outra, porque sua habilidade de funcionar depende do tipo de combustível que você fornece aos seus "motores metabólicos". Assim, que tipo de café da manhã dá a você mais energia, grande sensação de bem-estar, melhor desempenho em suas atividades e ainda satisfaz sua fome por mais tempo?

   a. Alguma coisa leve, como fruta, torradas ou cereais, ou ainda leite ou iogurte. Não comer nada também faz com que eu me sinta bem.
   b. Ovos, torradas e frutas.
   c. Algo pesado como ovos, *bacon*, embutidos, torradas ou filé com ovos.

4. Preferência de refeição

Faça de conta que é seu aniversário e que tudo é permitido. Você está pronto para se soltar e presentear a si próprio com suas comidas favoritas e simplesmente se divertir. Que tipos de comida você escolheria?
   a. Comidas leves como frango, peru, peixe (assado ou cru, sem muita gordura), saladas, verduras e ainda várias sobremesas.
   b. Uma combinação de comidas das respostas **a** e **c**.
   c. Comidas pesadas, fortes e gordurosas: rosbife, estrogonofe de carne bovina, bistecas de carne suína, costela, salmão, batatas, molho grosso, poucas verduras, ou talvez uma pequena salada com molho vinagrete ou de queijo forte. *Cheesecake* ou nenhuma sobremesa.

5. Clima

O clima, a temperatura e o meio ambiente podem influir bastante na sensação de bem-estar, nos níveis de energia, na produtividade e no humor de uma pessoa. Alguns se dão muito bem no calor enquanto outros murcham. Alguns ganham vida quando está frio, enquanto outros se apagam e "hibernam". Há ainda aqueles para quem a temperatura e o clima não fazem grande diferença. Selecione a resposta que melhor descreve como a temperatura afeta você.
   a. Eu me saio melhor em temperaturas mais quentes. Não aguento o frio.
   b. A temperatura não faz grande diferença para mim. Sempre me saio relativamente bem, não importa que faça frio ou calor.
   c. Sinto-me melhor quando o tempo está fresco ou frio. Não aguento o calor.

6. Sensação de pressão no peito

Algumas pessoas sentem com frequência uma pressão no peito que costuma dificultar a respiração. Isso ocorre com você?
   c. Eu tenho tendência a sentir ou a ter problemas com pressão no peito.

7. Café

O café orgânico e corretamente preparado é uma bebida aceitável para alguns tipos metabólicos, desde que não seja consumido em excesso. No entanto, costuma afetar as pessoas de diferentes maneiras. Indique como você se sente com relação a essa bebida.

a. Sinto-me bem com o café, contanto que não beba demais.
b. O café não exerce nenhum efeito sobre mim.
c. Não me dou bem com o café. Fico agitado, nervoso, hiperativo, trêmulo, com náusea ou com fome.

8. O APETITE NO CAFÉ DA MANHÃ

Os apetites variam muito de uma pessoa para outra. Algumas vivem com fome, outras sentem pouca necessidade de alimentar-se. Seria normal sentir fome nos horários habituais das refeições (manhã, meio-dia e noite), sem chegar a extremos. O apetite pode variar de um dia para outro até certo ponto, mas o que se deseja saber é como seu apetite se comporta de modo geral.
a. Meu apetite no café da manhã é fraco ou praticamente nulo.
b. É normal, ou seja, nem forte nem fraco.
c. Claramente forte ou acima da média.

9. APETITE NO ALMOÇO

Para muitas pessoas, o apetite pode variar durante o dia. Para outras, permanece basicamente o mesmo. Escolha a resposta que melhor descreve como seu apetite costuma ser no almoço.
a. Meu apetite no almoço é tipicamente fraco ou nulo.
b. Normal. Não o percebo mais forte ou mais fraco.
c. Claramente forte ou acima da média.

10. APETITE NO JANTAR

Como é seu apetite na hora do jantar, quando comparado a refeições de outros horários do dia?
a. Baixo, fraco ou nulo.
b. Normal. Não o percebo forte nem fraco.
c. Claramente forte ou acima da média.

11. CONCENTRAÇÃO

Manter-se concentrado ou em intensa atividade mental queima muita energia, que para ser reposta requer combustível. Mas combustível do tipo certo, que ajude a manter a concentração e a clareza mental. O tipo errado de combustível pode tornar a mente hiperativa, causando uma enxurrada de pensamentos incontrolados. Pode também dar a sensação de que

se está "em órbita" ou sonolento ou causar pensamentos que se dissipam à medida que surgem. Quais alimentos pioram sua habilidade para concentrar-se?
   a. Carne ou comidas gordurosas; às vezes as duas.
   b. Nenhuma comida específica parece atrapalhar minha concentração.
   c. Frutas, verduras e carboidratos à base de grãos.

12. Tosse
Geralmente associamos o ato de tossir com doença. Mas certas pessoas tossem naturalmente, com facilidade e frequência, sem estarem convalescentes. É uma tosse tipicamente seca e quase sempre de curta duração. Tende a piorar à noite ou logo após o ato de comer. Se você se enquadra entre essas pessoas, apenas assinale a alternativa a seguir.
   c. Tenho tendência a tossir todos os dias.

13. Pele rachada
A pele de algumas pessoas pode rachar sem razão aparente. Isso ocorre quase sempre nas pontas dos dedos ou nos pés, especialmente nos calcanhares. O problema pode surgir em qualquer época do ano, mas tende a ser mais frequente no inverno. Se isso acontece com você, assinale a alternativa a seguir.
   c. Tenho tendência a ter problemas de pele rachada.

14. Desejos incontroláveis
Só responda a esta questão se você tiver desejos incontroláveis por certos alimentos. Intencionalmente, o açúcar não consta de nenhuma das opções a seguir, porque a maioria das pessoas logo pensa nele quando se sente sem energia. Agora, escolha a opção que reúne os alimentos pelos quais você costuma sentir desejo.
   a. Verduras, frutas e produtos à base de grãos (pão, cereais, bolachas).
   c. Comidas salgadas e gordurosas (amendoim, queijo, batatas fritas em saquinho, carnes etc.).

15. Caspa

A caspa é a esfoliação ou troca da pele do couro cabeludo que se apresenta na forma de escamas brancas e secas. Se você tiver tendência à caspa, assinale a resposta a seguir.

c. Eu tenho caspa.

16. Depressão

A depressão, independentemente de sua origem, com frequência melhora ou piora de acordo com o que se come. Se você sofre de depressão e tem notado alguma relação do estado depressivo com certos alimentos, selecione a resposta apropriada.

a. Parece que me sinto mais deprimido depois de comer carnes e comidas gordurosas. E me sinto menos deprimido após comer frutas e verduras.
c. Parece que me sinto mais deprimido depois de ingerir frutas e verduras e menos deprimido após comer carnes e comidas gordurosas.

17. Sobremesas

As refeições fornecem várias combinações dos seis sabores: doce, azedo, salgado, amargo, adstringente e pungente. Gostamos de experimentar cada um deles, de vez em quando, e todos desempenham papéis benéficos para a saúde. A maioria das pessoas gosta de comidas doces, mas não na mesma proporção nem na mesma quantidade. Como você se sente com relação a doces?

a. Eu realmente amo doces e tenho necessidade de comer algo doce em uma refeição para me sentir satisfeito.
b. Eu desfruto de sobremesas de vez em quando, mas posso ficar sem elas.
c. Não gosto tanto de doces. Talvez prefira algo gorduroso ou salgado em vez da sobremesa, como uma fatia de queijo, salgadinhos de saquinho ou pipoca.

18. Preferência de sobremesas

Quais são suas sobremesas prediletas? Qual você escolheria com mais frequência? Mesmo que realmente não faça questão de sobremesas, se fosse obrigado(a) a escolher, por quais tipos você se sentiria mais atraído?

Como a maioria das pessoas gosta de sorvete, independentemente do tipo metabólico a que pertença, não o incluímos nas respostas.
   a. Bolos, biscoitos, frutas, tortas e doces.
   b. Na verdade, não tenho nenhuma preferência. Eu escolheria diferentes tipos de sobremesa a cada dia.
   c. Escolheria tipos mais pesados e gordurosos, como *cheesecakes* e tortas com creme.

19. Jantar ideal
O tipo certo de comida no jantar pode fornecer grande energia e bem-estar para o restante da noite, ao passo que o jantar errado para seu tipo pode deixá-lo exausto e induzi-lo a um estado de letargia, sem vontade de fazer nada. Que tipo de refeição funciona melhor para você no jantar?
   a. Algo leve como peito de frango sem pele, salada, talvez uma porção pequena de sobremesa.
   b. A maioria das comidas dá certo para mim.
   c. Definitivamente me sinto melhor com uma refeição mais pesada.

20. Cor das orelhas
É o fluxo de sangue que dá coloração às orelhas. Em qualquer raça há pessoas com orelhas mais escuras ou mais claras. Entre os caucasianos, algumas pessoas apresentam orelhas de coloração vermelho brilhante, enquanto outras exibem orelhas claramente pálidas. Selecione a resposta que melhor descreve a cor de suas orelhas.
   a. Minhas orelhas tendem a ser pálidas, mais claras que a pele da minha face.
   b. Minhas orelhas tendem a ter o mesmo tom de pele da minha face.
   c. Minhas orelhas tendem a ser rosadas, vermelhas ou mais escuras que o tom da minha face.

21. Comer antes de se deitar
Comer à noite, antes de ir para a cama, ajuda algumas pessoas a dormir melhor, ao passo que atrapalha o sono em outras. Responda como você se sente caso coma qualquer coisa antes de dormir.

a. Não me sinto bem, porque atrapalha ou piora meu sono.
b. Parece não fazer diferença alguma. Tanto faz comer ou não.
c. Geralmente me ajuda a dormir melhor.

22. Comida pesada antes de dormir

Considere comidas pesadas aquelas ricas em proteínas ou gorduras, como carne, aves e queijo. Que reação você costuma ter quando ingere alimentos desse tipo antes de ir para a cama?

a. Comer esses alimentos impede ou atrapalha meu sono.
b. Geralmente não me faz mal, contanto que eu não exagere.
c. Melhora meu sono.

23. Comer comida leve antes de dormir

Indique como você reage ingerindo comidas leves antes de dormir. Entenda que comidas leves são à base de carboidratos, como pão, torrada, cereal ou frutas, que podem ou não ser acompanhadas de um pouco de leite, iogurte ou manteiga.

a. Geralmente não me dou bem ao comer antes de dormir. Se o fizer, com certeza me sentirei melhor com comida mais leve.
b. Tanto faz comer ou não.
c. É melhor que nada, mas sinto-me melhor com comida mais pesada.

24. Comer doces antes de dormir

Comidas açucaradas podem causar insônia, impedir que as pessoas durmam bem e profundamente e até fazer com que acordem precisando comer algo para, então, voltarem a dormir. Como os doces afetam seu sono? Pule esta questão caso você saiba que tem problemas com candidíase ou foi diagnosticado como hipoglicêmico ou diabético.

a. Os doces não interferem no meu sono.
b. Os doces às vezes perturbam meu sono.
c. Claramente não me sinto bem ao comer doces antes de dormir.

25. Frequência de refeições

Com que frequência você come durante todo o dia? Essa resposta deve refletir a sua *necessidade* de comer. Para a máxima energia e desempenho, algumas pessoas precisam comer mais que três vezes ao dia. Outras se

satisfazem com apenas duas refeições. Com que frequência você precisa comer para maximizar seu bem-estar e sua produtividade?
   a. De duas a três refeições por dia e nenhum lanche, ou lanches leves.
   b. Geralmente três vezes ao dia e nenhum lanche.
   c. Três refeições ou mais por dia e alguns lanches substanciais.

26. A importância dada à comida

O metabolismo de uma pessoa pode determinar como ela se sente em relação à comida. Algumas normalmente se preocupam com a alimentação. Outras não tiram o assunto da cabeça, imaginando o que vão comer muito antes das refeições, gostam de falar sobre o assunto, de contar suas preferências, de falar das grandes refeições que experimentaram e de restaurantes que julgam o máximo – são pessoas do tipo que "vivem para comer". As do tipo que "comem para viver", ao contrário, tendem a ver a comida como uma das necessidades inescapáveis da vida, e não um dos seus reais prazeres. Para elas, comer e falar sobre comida não passam de perda de tempo. E você, como reage diante disso?
   a. Não ligo muito para comida. Raramente penso no assunto e posso até esquecer de comer. Como por necessidade, e não por gostar.
   b. Gosto de falar sobre comida e gosto de comer. Raramente perco uma refeição, mas não sou fissurado(a) em comida.
   c. Amo comida, amo comer! Comida ocupa lugar de destaque na minha vida.

27. Umidade dos olhos

Dificilmente alguém pensa na umidade nos olhos, a não ser que ela esteja em desequilíbrio. Esporadicamente pode-se ter a sensação de secura ou percebe-se que há produção excessiva de lágrimas. Mas algumas pessoas têm uma *tendência notável* para um ou outro aspecto. Como você se sente em relação à umidade dos seus olhos?
   a. Meus olhos tendem a estar secos.
   b. Não percebo se estão secos ou úmidos.
   c. Meus olhos tendem a estar muito úmidos, a ponto de lacrimejarem.

28. Pular as refeições

Alguns tipos metabólicos mal percebem que passou da hora de comer. Muitas vezes só percebem isso quando, por acaso, olham para seus relógios.

Mas outros tipos metabólicos são enfaticamente informados pelo organismo de que *está na hora de se alimentar*. Ao perderem uma refeição, seu desempenho cai drasticamente. O que acontece com você ao se alimentar muito tempo depois do horário de costume ou quando pula uma refeição?

    a. Na verdade, não me perturbo. Posso facilmente esquecer de comer.

    b. Posso até sentir um pouco a necessidade de me alimentar, mas nada que não seja fácil de controlar. Logo esqueço de que não comi e sigo em frente.

    c. Realmente, sinto-me mal. Fico irritado, trêmulo, fraco, cansado, deprimido. É como se minha energia baixasse.

29. Coloração facial

O fluxo sanguíneo pode causar variação na cor da pele do rosto. Quando aumentado, dá à pele uma aparência rosada ou avermelhada. Se for reduzido, pode produzir uma aparência notavelmente pálida. Como você classificaria a coloração de sua face?

    a. Tenho uma tendência notável para a palidez.

    b. A cor da minha pele não é nem muito pálida nem muito avermelhada.

    c. O tom da minha pele é naturalmente de um vermelho mais escuro.

30. Brilho facial

Há quem tenha a pele do rosto notavelmente translúcida, brilhante. E há quem tenha pastosa, opaca, fosca. Na maioria das pessoas, porém, predomina um meio termo entre esses dois extremos. Como você descreveria sua pele quanto ao brilho?

    a. Mais fosca, opaca.

    b. Mediana.

    c. Brilhante, radiante, clara.

31. Comida gordurosa

Ao contrário do que muitos acreditam, comidas gordurosas não são nocivas a todas as pessoas. Beneficiam certos tipos metabólicos, que têm necessidade delas para estar bem. Responda: quanto você realmente gosta de comidas gordurosas em geral?

a. Realmente não gosto de comidas gordurosas.
b. Gosto, mas com moderação.
c. Adoro. Se soubesse que fariam bem para mim, gostaria de consumi--las com frequência.

32. Espessura das unhas das mãos

As unhas têm muitos aspectos que podem ser avaliados, como tamanho, formato e ondulações, se são lisas, se apresentam sulcos etc. Mas esta questão só diz respeito à espessura. Como você classificaria suas unhas quanto a isso?
a. Minhas unhas tendem a ser espessas, fortes e duras.
b. Minhas unhas têm espessura média.
c. Minhas unhas são finas e fracas.

33. Salada de frutas como almoço

Como você acha que se sentiria caso substituísse o almoço por uma grande salada de frutas com um pouco de queijo tipo *cottage* ou iogurte?
a. Seria satisfatório para mim. Tenho certeza de que não sentiria fome até o jantar.
b. Tudo bem para mim, mas precisaria fazer um lanche à tarde para chegar ao jantar sem problemas.
c. Não me sentiria nada bem. Teria sono, ficaria cansado, meio com a cabeça fora do ar, deprimido, ansioso, irritado e faminto. Precisaria comer algo mais.

34. Ganho de peso

Quando você se alimenta da forma errada para seu tipo metabólico, em geral a comida não se converte totalmente em energia. Parte dela é armazenada como gordura. Qual das seguintes opções melhor descreve sua tendência a ganhar peso?
a. Carnes e comidas gordurosas fazem com que eu ganhe peso.
b. Não há comidas específicas que façam com que eu ganhe peso, mas ganho peso se como demais e não me exercito o suficiente.
c. Tenho tendência a ganhar peso quando exagero ao comer carboidratos (pão, massas, outros produtos de grãos, frutas e legumes).

35. O ATO DE SE ENGASGAR
Algumas pessoas se engasgam com frequência e facilidade no dentista, escovando os dentes e a língua ou até comendo. Outras raramente se engasgam e, quando isso acontece, não é por qualquer motivo. Como você se descreve com relação ao ato de se engasgar?
    a. Raramente me engasgo. Nem me lembro da última vez que isso aconteceu. É difícil algo me fazer engasgar.
    b. Provavelmente me engasgo de vez em quando, como a maioria das pessoas.
    c. Eu me engasgo facilmente e com bastante frequência.

36. CALAFRIOS
O calafrio é uma reação produzida pelo sistema nervoso como resultado de um susto ou esfriamento súbito, um leve toque na pele, um estímulo qualquer. Costuma ocorrer nos braços e nas pernas. Algumas pessoas sentem calafrios com facilidade e constância, enquanto outras raramente ou nunca experimentaram a sensação. Você costuma ter calafrios?
    a. Tenho calafrios frequentemente.
    b. Ocasionalmente.
    c. Muito raramente.

37. ENERGIZANTES
A comida é o combustível da vida. Mas diferentes alimentos agem de forma específica sobre cada tipo metabólico, de modo que aumente a energia no organismo. A maioria das pessoas aumenta sua energia consumindo ora alimentos saudáveis, ora rápidos energéticos, como açúcar e cafeína. Que tipos de alimentos ou substâncias costumam aumentar sua energia por um bom tempo?
    a. Frutas, doces ou massas me restauram e fornecem energia duradoura.
    b. Quase qualquer tipo de comida me restaura com energia duradoura.
    c. Carne ou comida gordurosa restauram minha energia e meu bem-estar.

38. REAÇÃO A UMA REFEIÇÃO COM GORDURA PESADA
A questão que se coloca aqui é saber como se sente após ingerir gordura e não se acha que a gordura é boa para você. Escolha a opção que melhor descreve sua reação a uma refeição rica em gorduras.

a. Meu bem-estar e minha energia diminuem. Tenho sonolência, dificuldade de digerir os alimentos e a sensação de estar estufado.
   b. Não me causa nenhuma reação especial.
   c. Aumenta meu bem-estar; sinto-me bem, cheio de energia.

39. SINAIS DE FOME
Ficar com fome pode causar uma variedade de sintomas, desde pensamentos ocasionais sobre comida até dores no estômago, tontura e náusea. Que sinais de fome seu corpo costuma enviar para você?
   a. Raramente fico com fome ou sinto muita fome. Nem tenho sensação de fraqueza quando, por acaso, sinto fome. Ela passa rapidamente. Na verdade, posso ficar longos períodos sem comer, sem sentir nada. Às vezes até esqueço de comer.
   b. Tenho uma fome normal nas refeições. Mesmo quando passa do horário, minha fome é normal.
   c. Sinto fome com frequência. Preciso comer regular e constantemente. Na verdade, posso ter fortes sensações de fome.

40. DIMINUIÇÃO DE ENERGIA
Que tipos de alimentos diminuem seu nível de energia em vez de aumentarem o quanto você desejaria?
   a. Carne ou comidas gordurosas geralmente deixam-me mais cansado e diminuem minha energia.
   b. Nenhuma comida em particular parece diminuir minha energia consistentemente.
   c. Frutas, massas ou doces deixam-me pior. Geralmente dão uma rápida levantada em minha energia, mas logo em seguida sinto que ela cai.

41. REAÇÕES A PICADA DE INSETO
Variam muito, desde as brandas, que desaparecem em seguida, até as extremamente fortes, com prurido, dor, formação de hematomas ou vergões que demoram para sumir e que provocam, às vezes, descolorações de pele que permanecem semanas ou meses. Como as picadas de insetos afetam você?

a. As reações tendem a ser brandas ou fracas e somem rapidamente.
b. Tenho reações normais como a maioria das pessoas.
c. Desencadeiam uma reação forte que pode envolver inchaço, dor, prurido, formação de hematoma e vermelhidão acima do comum. Os sintomas demoram para passar. Quase sempre ocorre descoloração de pele na área atingida.

42. Insônia
Entre os tipos de insônia há um que só pode ser debelado se a pessoa comer alguma coisa. Isso ocorre com você?
a. Raramente (ou nunca) tenho esse tipo de insônia.
b. Ocasionalmente acordo e preciso comer algo para voltar a dormir.
c. Frequentemente acordo e preciso comer algo para voltar a dormir. Comer algo antes de ir para a cama às vezes ajuda a evitar o problema ou reduz o tempo que permaneço acordado.

43. Prurido nos olhos
Quase todas as pessoas já sofreram, vez ou outra, de prurido nos olhos. A coceira pode surgir por causa de um resfriado, febre do feno, cândida ou alguma alergia qualquer. Mas alguns têm prurido nos olhos com frequência, mesmo sem que esses estímulos estejam presentes. Se isso ocorre com você, assinale a alternativa a seguir.
c. Tenho tendência a ter prurido nos olhos com frequência, mesmo não tendo um resfriado, alergia ou problema com cândida.

44. Prurido na pele
Todos nós sentimos coceiras de vez em quando, por uma razão ou outra que não está relacionada a picadas de insetos. Alguns, no entanto, têm pruridos com regularidade, tipicamente no couro cabeludo, nos braços ou nas panturrilhas. Por estarem tão acostumados a isso, nem sempre notam quanto se coçam. Se a alternativa a seguir diz respeito a você, assinale-a.
c. Minha pele tende a ter pruridos com frequência.

45. Porções nas refeições
Em média, as pessoas fazem três refeições diárias, mas em quantidades que variam muito de uma pessoa para outra. Algumas comem bastante e

chegam a repetir o prato duas ou três vezes. Outras comem pouco e sentem-se satisfeitas. Se você não tiver certeza da quantidade que come, por falta de um referencial, observe o quanto ingere quando está fora de casa: você geralmente come menos do que os outros, mais do que os outros ou está na média?
   a. Geralmente não como tanto quanto os outros. Com certeza, bem menos do que a média. Não preciso de muito para me satisfazer.
   b. Estou na média.
   c. Quase sempre me sirvo de grandes porções de comida. Sem dúvida, como mais do que a maioria das pessoas.

46. Umidade do nariz
Normalmente, não sentimos como anda a umidade na mucosa das narinas. Só quando o nariz fica seco ou úmido demais é que percebemos que algo não está como deveria. Aponte a opção que melhor descreve sua umidade nasal em situação normal, isto é, quando você não está doente ou sob reação alérgica.
   a. Quase sempre sinto meu nariz seco demais.
   b. Não tenho nenhum desconforto, sinto-me bem.
   c. Tenho coriza com frequência.

47. Beber sucos entre as refeições
Ao sentir fome entre as refeições e beber um suco de frutas, qual o efeito disso em você? Bom ou ruim? Satisfaz seu apetite e garante que você resista bem até a próxima refeição?
   a. Funciona bem para mim, pois me dá mais energia. Fico satisfeito e nutrido, por isso posso esperar sem problemas pela próxima refeição.
   b. Atenua a fome, mas com certeza não é o melhor lanche para mim.
   c. Em geral, não reajo bem. Pode me deixar tonto, com fome logo em seguida, trêmulo, enjoado, ansioso, deprimido etc.

48. Personalidade
A composição bioquímica também atua sobre traços de personalidade. Qual das seguintes alternativas melhor descreve sua tendência natural na interação com outras pessoas no dia a dia?

a. Tenho tendência a ser mais reservado, retirado, um solitário ou introvertido.
b. Não sou nem introvertido nem extrovertido. Acho que fico na média.
c. Tenho tendência a ser mais sociável ou extrovertido, uma "pessoa das pessoas".

49. BATATAS

Batatas podem ser deliciosas e nutritivas, mas nem sempre contemplam com suas virtudes todos os tipos metabólicos. Como você se sente em relação a elas?
a. Não ligo muito para batatas (ou: não gosto delas de jeito nenhum).
b. Para mim, é indiferente se há batatas ou não no cardápio.
c. Na verdade, amo batatas e poderia comê-las todos os dias, sem problemas.

50. CARNE VERMELHA

Apesar da opinião dos vegetarianos convictos, a carne vermelha é um alimento saudável para alguns tipos metabólicos. Independentemente de sua opinião, só queremos saber como seu organismo reage a ela. O que você costuma sentir após ingerir carne vermelha?
a. Ela diminui minha energia e meu bem-estar. Pode me deixar deprimido ou irritado.
b. Não percebo nenhuma alteração.
c. Definitivamente me sinto bem ou ainda melhor quando como carne vermelha.

51. TAMANHO DAS PUPILAS

As pupilas são a porção central preta dos olhos. A íris é a parte colorida ao redor das pupilas. Olhe seus olhos com atenção, num local de média luminosidade, pois o tamanho das pupilas se altera conforme a quantidade de luz no ambiente. Avalie a proporção entre o tamanho da íris e da pupila, assinalando a alternativa na qual se enquadra.
a. Minhas pupilas são grandes, quase do tamanho da íris.
b. A proporção entre minhas pupilas e a íris é mediana.
c. Minhas pupilas são bem menores que a íris.

52. Salada para o almoço

Se no almoço você se alimenta de modo inadequado ao seu metabolismo, com certeza sua energia cairá à tarde. Em vez de ser produtivo, é provável que você mal consiga manter os olhos abertos ou precise de café ou doces para se manter alerta e concentrado. Se você comesse um bom e grande prato de salada no almoço, que efeito isso teria na sua produtividade à tarde?

    a. Ótimo. Um almoço desse tipo, para mim, é suficiente.

    b. Poderia ter alguma queda de produtividade, mas nada muito significativo. De qualquer forma, sei que apenas uma salada não é o melhor tipo de comida para mim.

    c. Com certeza, não é o mais indicado para mim. Eu ficaria sonolento e me sentiria cansado, desanimado ou hiperativo, tenso e irritado. Teria minha produtividade bem comprometida.

53. Quantidade de saliva

Todos nós já tivemos sensação de secura na boca, que pode acontecer por susto ou tensão, por exemplo. Também experimentamos situações de salivação excessiva – um delicioso aroma de comida nos faz ficar com água na boca! Entretanto, sem razão aparente, algumas pessoas costumam ter falta ou excesso de saliva. Assinale a opção que caracteriza sua salivação.

    a. Minha boca é seca na maior parte do tempo.

    b. Não percebo nenhuma alteração.

    c. Salivo em abundância. Às vezes chego a babar.

54. Comidas salgadas

Algumas pessoas colocam muito sal na comida e parecem desejar intensamente esse condimento. Outras não se interessam muito por ele e, em geral, acham as comidas muito salgadas. E você, como se sente em relação ao sal?

    a. Com frequência, acho as comidas muito salgadas (ou: gosto de pouco sal na minha comida).

    b. Raramente percebo se uma comida está salgada ou não.

    c. Realmente amo o sal ou o desejo com intensidade. Gosto de muito sal nas comidas, a ponto de os outros acharem que meus pratos são muito salgados.

55. Necessidade de lanche

Se você faz três refeições por dia, elas são suficientes para manter seu desempenho em ponto máximo? Ou é necessário fazer um lanche entre elas?

    a. Quase nunca preciso de lanches. É muito raro isso acontecer.

    b. De vez em quando preciso de um lanche entre as refeições para manter meu desempenho.

    c. Desejo e preciso lanchar entre as refeições para me sentir bem.

56. Preferência de lanche

Um bom lanche deve aplacar a fome, fornecer energia duradoura e garantir o equilíbrio emocional. Com isso em mente, assinale a alternativa que melhor descreve sua preferência por lanches.

    a. Geralmente não preciso de lanches, mas, se lanchar, prefiro algo doce, que faça me sentir bem.

    b. Às vezes preciso de lanches e sinto-me bem ao comer qualquer coisa.

    c. Definitivamente quero e preciso de lanches para me sentir em plena forma. Não me dou bem com doces, prefiro alimentos com proteína e gordura (carne, frango, queijo, ovo cozido e castanhas).

57. Espirros

Geralmente ligamos o ato de espirrar a resfriados ou alergias. Mas há quem espirre todos os dias e naturalmente, mesmo sem estar doente ou acometido por alergia. Por exemplo, algumas pessoas espirram sempre depois de comer. O que interessa, aqui, são um ou dois espirros dados rotineiramente, e não ataques contínuos e prolongados. Com isso em mente, selecione a alternativa que melhor se aplica a você.

    a. Dificilmente espirro, a não ser que esteja doente ou com alergia.

    b. Espirro de vez em quando, sem estar doente ou com alergia.

    c. Tenho tendência a espirrar com frequência. Às vezes (ou quase sempre) espirro após me alimentar.

58. Sociabilidade

Muitos entendem que o comportamento social é aprendido. Mas basta observar irmãos para constatar como as pessoas são diferentes, com características essenciais próprias, apesar de terem sofrido as mesmas influências.

Como você descreveria sua tendência natural e inerente diante da sociabilidade?
- a. Sou antissocial, já que gosto de estar sozinho. Sinto-me deslocado em eventos sociais. Só vou se não tiver outro jeito e procuro sair o mais rápido possível.
- b. Estou no meio: nem antissocial nem compelido a estar com outros.
- c. Adoro eventos de todo tipo, em que possa encontrar pessoas, conversar, me divertir. Preciso de companhia, não gosto da solidão.

59. Sabor azedo

Picles, chucrute, vinagre, suco de limão e iogurte são bons exemplos de alimentos considerados azedos. Há quem goste e até deseje intensamente experimentar o azedo com frequência. Mas há aqueles que sentem aversão ou que simplesmente não são afetados pelo sabor. Como você descreveria sua reação aos alimentos azedos?
- a. Geralmente não tenho o menor interesse por esse tipo de comida.
- b. Não gosto nem desdenho.
- c. Realmente gosto e posso sentir enorme desejo de comer alimentos azedos.

60. Vigor físico e mental

Vigor, em questão, refere-se à resistência física ou à habilidade de perseverar ou trabalhar longas horas sem exaustão. Essa capacidade está na dependência direta do que comemos. Alguns alimentos otimizam tanto o vigor físico quanto o mental, enquanto outros o reduzem notavelmente. Quais os tipos de comida que melhor apoiam seu vigor?
- a. Meu vigor é maior quando ingiro alimentos mais leves, como frango, peixe, frutas, verduras e grãos.
- b. De modo geral, qualquer comida saudável mantém meu vigor.
- c. Comidas pesadas e gordurosas são as que mais me beneficiam.

61. Consumo de doces

Quase todo mundo gosta de doces, mesmo que de vez em quando. Mas enquanto alguns se sentem bem ao ingeri-los, outros nem tanto. Como você reage ao substituir uma refeição ou fazer um lanche apenas com doces (bolo, biscoitos etc.), sem nenhum outro tipo de acompanhamento?

a. Geralmente, os doces satisfazem meu apetite e não me causam nenhuma indisposição. Posso fazer um lanche à base de doces ou substituir uma refeição por eles e, mesmo assim, sentir-me bem.
b. Às vezes me incomoda só comer doces. Eles quase nunca satisfazem meu apetite.
c. É difícil me dar muito bem comendo só doces. Costumo ter reações desagradáveis e, às vezes, fico ainda com mais desejo de comer doces.

62. CARNES NO CAFÉ DA MANHÃ

Considere alimentos com proteínas de carne, como presunto, linguiça, *bacon*, filé, hambúrguer e salsicha. Como você se sente após ingeri-los no café da manhã? Lembre-se de não considerar ovos, leite ou queijo como substitutos das proteínas animais dos alimentos citados acima.
a. Não me sinto tão bem quanto ao me abster deles. Quando como, fico mais cansado, sonolento, desanimado, nervoso, irritado e com sede, correndo ainda o risco de ver minha energia baixar lá pelo meio da manhã.
b. Dependendo do dia, posso comer ou não, sem problemas.
c. Sinto-me bem melhor quando reforço meu café da manhã com esses alimentos. Tenho mais energia, melhor vigor, e não me dá fome até a hora do almoço.

63. CARNE VERMELHA NO ALMOÇO

Nesta questão, carne vermelha refere-se a proteínas de carne de vaca ou cordeiro, por exemplo. Não considere ovos, leite ou queijo como substitutos desses alimentos. Como você se sente ao consumir carne vermelha no almoço?
a. Não me sinto tão bem. Fico melhor sem ela. Se como, fico mais cansado, sonolento, desanimado, nervoso, irritado e com sede, correndo ainda o risco de ver minha energia baixar no meio da tarde.
b. Dependendo do dia, posso comer ou não, sem que isso interfira em como me sinto.
c. Sinto-me bem melhor com esse tipo de carne no almoço. Com mais energia, com vigor, sei que não sentirei fome até o jantar.

64. Carne vermelha no jantar

Também aqui a carne a ser considerada é a rica em proteínas, encontradas em carne de vaca ou cordeiro. Como você se sente depois de consumi-la no jantar? Não considere substitutos ovos, leite ou queijo.
  a. Não me sinto tão bem. Ela me deixa mais cansado, sonolento, desanimado, nervoso, irritado e sedento, podendo ainda sentir perda de energia.
  b. Dependendo do dia, comer ou não faz pouca diferença.
  c. Sinto-me muito melhor ao comer carne no jantar. Ganho energia, meu vigor aumenta e ainda vou dormir sem sentir fome.

65. Preferência no jantar

Faça de conta que você está viajando. Já é noite e você avista uma placa que diz: "Restaurante a 20 km. Próxima parada: 200 km". Você está com fome e decide parar no primeiro restaurante. Ali, o menu só traz três opções: pratos 1, 2 e 3. Com uma longa viagem pela frente, que opção do menu você escolheria, para que consiga manter-se alerta, com vigor e energia durante o restante da viagem?
  a. Opção 1: Jantar constituído de peito de frango sem pele, arroz, salada e torta de maçã.
  b. Opção 2: Uma combinação das opções 1 e 3.
  c. Opção 3: Prato montado com carne de panela cozida com cenouras, cebolas e batatas, acompanhado por pão. Como sobremesa, *cheesecake*.

CONHEÇA OS RESULTADOS

Parabéns por completar o teste! Você está prestes a descobrir qual é seu tipo metabólico. Veja o que fazer:

1. Some quantas vezes você assinalou cada uma das letras **a**, **b** e **c** e em seguida escreva os números conforme modelo abaixo.

Total de respostas **a** = _____
Total de respostas **b** = _____
Total de respostas **c** = _____

2. Agora saiba qual é seu tipo metabólico.

Tipo Carboidrato
Se marcou a letra **a** no mínimo cinco pontos ou mais acima do que marcou as letras **b** e **c**, você é do tipo **Carboidrato**.
Por exemplo: **a** = 25, **b** = 20 e **c** = 15.

Tipo Proteína
Se o número de respostas **c** for cinco pontos ou mais acima do que as letras **a** e **b**, você é do tipo **Proteína**.
Por exemplo: **a** = 15, **b** = 20 e **c** = 25.

Tipo Misto
Se o número de respostas **b** for cinco pontos ou mais acima do que as letras **a** e **c**, você é do tipo **Misto**.
Por exemplo: **a** = 20, **b** = 25 e **c** = 15.

Se nenhuma das letras (**a**, **b** ou **c**) tiver cinco pontos ou mais acima das outras, você também se classifica como tipo **Misto**.
Por exemplo: **a** = 18, **b** = 22 e **c** = 20.

Você já está pronto para aprender tudo sobre a dieta adequada ao seu tipo metabólico!

Se você for do tipo Proteína, vá para a página **51**
Se você for do tipo Carboidrato, vá para a página **61**
Se você for do tipo Misto, vá para a página **73**

A ALIMENTAÇÃO E OS TIPOS METABÓLICOS

Tipo Proteína

Nesse e nos outros tipos, as características apresentadas não são definitivas, mas um apanhado geral. Exceções são encontradas em todos os tipos metabólicos, sem que se altere o fato de que cada indivíduo é único e apresenta necessidades próprias.

Características gerais

Apetite forte
O tipo Proteína tem muito apetite e necessidade de comer com frequência. Por isso é difícil sentir-se satisfeito. A tendência é comer em excesso.

Desejo por gordura e alimentos salgados
Apresenta tendência a consumir alimentos bem salgados, como embutidos, *pizzas*, cozidos e castanhas. Outra possibilidade é o desejo forte por doces, caso consuma muito carboidrato refinado. Quanto mais doce ingerir, maior é a compulsão por açúcar, que, em excesso, causa queda de energia, nervosismo e irritação.

Não responde a dietas de baixas calorias
Numa dieta com restrição de calorias, o tipo Proteína pode não emagrecer ou, o que é pior, ganhar peso. Mesmo conseguindo fazer dietas radicais, com mil e uma privações, poderá engordar.

Falta ou excesso de energia
Os indivíduos do tipo Proteína têm problemas de energia. Podem ser apáticos, deprimidos, sonolentos ou, ao contrário, extremamente ligados. Quando estão ansiosos, nervosos ou irritados, comer pode acalmá-los.

O TIPO PROTEÍNA E OS ALIMENTOS

Proteínas e gorduras 70%			Carboidratos 30%		
Carnes, gorduras e ovos	Peixes e frutos do mar	Laticínios e temperos	Cereais	Verduras e legumes	Frutas
Prefira carnes vermelhas	*Prefira peixes oleosos*	*Prefira leite integral*	*Use com moderação*	*Use com moderação*	*Use com moderação*
carne de vaca ou de carneiro, fígado, frango (peito e partes escuras), rins amêndoas, castanha de caju, castanha-do--pará, manteiga, óleo de coco, óleo de gergelim, óleo de oliva, semente de abóbora, semente de girassol claras e gemas	anchovas, arenque, atum em óleo, atum escuro, camarão, caranguejo, caviar, lagosta, mariscos, ostras, salmão, sardinhas	iogurte natural, leite integral, queijo *cottage*, queijo cremoso, queijo de soja (*tofu*), ricota mostarda, vinagre	arroz integral, cereais integrais, cevada, ervilha, feijão, grão-de-bico, lentilha, macarrão integral, milho, pães integrais, painço, trigo para quibe **Minimize** arroz branco, gérmen e farelo de trigo, trigo e derivados	abóbora, acelga, aipo, alcachofra, almeirão, aspargo, azeitona, berinjela, brócolis, cenoura, chicória, chuchu, cogumelos, couve-flor, erva-doce, escarola, espinafre, palmito, pepino, pimentão, repolho--roxo, tomate, vagem **Minimize** abóbora, abobrinha, batata, beterraba	abacate, ameixa, amora, banana, coco, figo, maçã, mamão, melancia, melão, morango, pera-d'anjou, pêssego **Minimize** cítricos, frutas secas, sucos de fruta, uva

TIPO PROTEÍNA

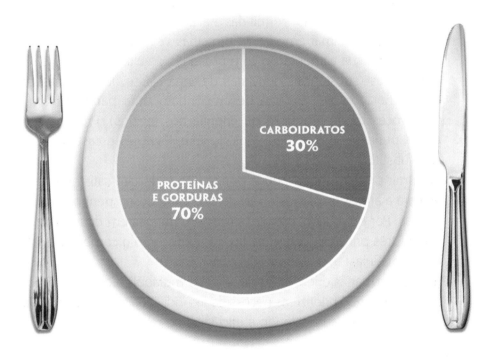

Como aproveitar melhor os alimentos

- Coma proteína em cada refeição. Isso lhe garantirá toda a energia de que precisa e o ajudará a manter-se em boa forma física. Com falta de proteína, você terá fadiga crônica, diminuição de bem-estar e distúrbios emocionais como depressão, ansiedade e melancolia. Muitas pessoas do tipo Proteína fazem refeições ou lanches só constituídos de carboidratos, o que é indesejável: agrava desequilíbrios, induz ao aumento de gorduras estocadas e leva à exacerbação dos desejos alimentares, especialmente de açúcar e outros alimentos doces.
- Todas as proteínas são permitidas na sua alimentação, mas prefira as de origem animal em vez de proteínas vegetais. Preocupe-se em incrementar sua alimentação com proteínas de alta densidade e ricas em purinas (substâncias derivadas de uma classe de proteínas chamadas nucleoproteínas, que desempenham uma parte importante nos processos de produção de energia nos tecidos). Proteínas com pouca purina, como os derivados de leite, legumes e castanhas, não são substituições indicadas.
- Consumir proteínas com pouca purina não o deixará satisfeito nem o ajudará a atingir os ótimos níveis de energia e desempenho dos quais precisa. Por outro lado, proteínas ricas em purinas em duas refeições, ou nas três principais refeições do dia, fornecerão o combustível ideal às suas células.
- Procure associar as orientações do seu tipo metabólico com um suporte antioxidante que priorize as necessidades individuais do seu tipo metabólico, com isso aumentando a eficiência do resultado.

Aprenda a ouvir o seu corpo!

- Caso faça lanches, tenha a certeza de incluir proteínas. O ideal seria nunca comer apenas carboidratos numa refeição, mesmo que somente no lanche. Se acrescentar proteínas e mesmo assim ficar com a energia ou o humor em baixa, é sinal de que precisa de proteínas mais pesadas para o lanche.

Cuidados especiais

Cautela com carboidratos

Todos os alimentos vegetais – grãos, verduras, legumes e frutas – são carboidratos e contêm amido, mas em quantidades diferentes. Por isso, eles não agem da mesma forma sobre o metabolismo. No entanto, lembre-se sempre de que amido se transforma rapidamente em açúcar, causando uma elevação dessa substância no sangue.

A resposta rápida do pâncreas para controlar o açúcar no sangue tende a causar um aumento de depósito de gordura e problemas de açúcar no sangue, como a hipoglicemia. Com o tempo, o excesso de secreção de insulina pode contribuir para distúrbios mais graves como alergias, asma, alcoolismo, aterosclerose, câncer, maior desejo por carboidratos, doença cardíaca, fadiga crônica, depressão, diabete, resistência à insulina, intolerância à glicose, hipertensão, obesidade e úlcera péptica. Cenoura, batata, chuchu, banana e todos os grãos tendem a ser ricos em amido e, portanto, devem ser cuidadosamente regulados. O melhor para o tipo Proteína é usar vegetais pobres em amido como sendo sua fonte primária de carboidratos.

Cuidado com o pão

Diminua o consumo de pão, tanto na quantidade quanto na frequência. Coma-o com manteiga, para minimizar qualquer reação adversa de alteração da glicemia.

Devagar com grãos

Elimine farinha branca ou enriquecida de seu cardápio. Use somente produtos integrais. Reduza consideravelmente os alimentos que contêm trigo, pois esse grão é metabolizado rapidamente em açúcar e acelera o metabolismo da insulina com muita facilidade. Os outros tipos de grãos são bons para o tipo Proteína.

Consumo de frutas

Indivíduos do tipo Proteína tendem a apresentar uma rápida oxidação, com dominância parassimpática e, assim, estão predispostos a problemas de hipoglicemia. Portanto, se você for desse tipo, as frutas não estarão indicadas a você. Entretanto, abacate e azeitona são bem-aceitos. Em quantidades limitadas, maçã, pera e banana não completamente maduras podem fazer parte do cardápio. Mas, de modo geral, não abuse de frutas para não ter problemas.

Moderação com sucos

Sucos de frutas feitos na hora são permitidos, mas não mais do que um copo três a quatro vezes por semana. Sucos em excesso desequilibram o metabolismo e favorecem ganho de peso, alterações de glicemia, queda de energia e desejo por açúcar e outros alimentos. Evite os industrializados. Quanto a sucos de vegetais, o ideal seria combinar vegetais ricos e pobres em amido, como cenoura, salsão e espinafre. Minimize vegetais ricos em amido, o qual metaboliza em açúcar rapidamente.

Gorduras e óleos

Gorduras e óleos, em seus estados naturais, não são prejudiciais. Não elevam seu colesterol nem o expõe a doenças cardíacas mais do que outros alimentos naturais. Gorduras contêm ácidos graxos essenciais à boa saúde, pois contribuem na formação de um sistema imune eficiente, na produção hormonal normal, na respiração celular (produção de energia) adequada e na permeabilidade da membrana celular.

Evite margarina e óleos hidrogenados, que, de acordo com alguns estudos, podem causar sérios problemas de saúde. Prefira manteiga (orgânica, se possível) e óleos prensados a frio. Outras fontes de ácidos graxos são as castanhas e os alimentos de origem animal apresentados na tabela de alimentos permitidos.

Os não indicados

Os alimentos não indicados ao tipo Proteína devem ser evitados sempre que possível, para evitar possíveis reações desagradáveis. Quanto maior o consumo, maiores os riscos de ter problemas.

Álcool

Por ser um açúcar simples, o álcool é o pior combustível para os indivíduos do tipo Proteína, pois tem rápida oxidação. Sua ingestão obriga o organismo a trabalhar para se desintoxicar e neutralizar os efeitos adversos. É como colocar gasolina no fogo metabólico: produz energia rápida e intensamente, seguida de uma importante perda energética. Em outras palavras:

talvez você experimente melhora de energia ao consumir álcool, mas saiba que será temporária. Poderá ainda apresentar episódios de hipoglicemia, excesso de produção de insulina e aumento de gordura de reserva.

Alergênicos

Caso seja alérgico a um ou mais alimentos recomendados ao seu tipo metabólico, melhor deixá-los fora de sua alimentação por algum tempo e, depois, tentar reintroduzi-los aos poucos. Como a química de seu corpo muda, suas alergias também podem mudar.

Cafeína

Sempre que possível evite café, chá-preto, refrigerantes e fitoterápicos que contenham cafeína. Se o café for irresistível, que seja orgânico e limitado a uma ou duas xícaras por dia. Ao tomar qualquer bebida que tenha cafeína, consuma algum alimento proteico para suavizar os efeitos colaterais dessa substância sobre seu tipo metabólico.

Sucos cítricos

Depois do álcool, sucos cítricos são a escolha mais pobre para o tipo Proteína. Eles contêm muito açúcar, o que estimulará a produção de insulina, com o consequente aumento das gorduras de reserva. Ricos em potássio, açúcar e ácido cítrico, que aceleram o processo de oxidação rápida, esses sucos acentuam desequilíbrios desse tipo. Podem ainda causar efeito de alcalinização e piorar drasticamente a bioquímica do indivíduo, já tão alcalina, potencializando letargia, depressão e cansaço.

Açúcar

Em excesso, não traz benefícios para ninguém, mas é especialmente ruim para esse tipo metabólico (Proteína). Evite-o ou diminua seu consumo. Como se encontra na maioria dos alimentos industrializados, não deixe de checar os rótulos. Acredite: processado ou natural, o açúcar (inclusive o de mel, frutose, maltose, dextrose, por exemplo) pode sabotar suas melhores intenções.

Alimentos ricos em ácido oxálico

O ácido oxálico interfere na absorção de cálcio. Ele é encontrado em muitos alimentos crus, como beterraba, acelga, chocolate, chá-preto, cacau, ameixa, morango e tomate. Como o cálcio é importante para esse tipo metabólico, você deve evitar tais alimentos, a menos que sejam cozidos, pois o ácido oxálico é destruído no cozimento.

Alimentos de alto índice glicêmico

Todos os carboidratos – frutas, vegetais e grãos – são convertidos em glicose e lançados na corrente sanguínea. A rapidez com que isso acontece determina sua classificação em relação ao índice glicêmico: quanto mais rápido um carboidrato se transforma, maior seu índice glicêmico.

Alimentos com alto índice glicêmico, como grãos e vegetais (ricos em amido), elevam o nível de glicose no sangue mais rapidamente do que alimentos de baixo índice glicêmico, como proteínas e gorduras. É por isso que se deve regular cuidadosamente os alimentos de alto índice glicêmico e preferir alimentos de baixo índice glicêmico. O tipo metabólico Proteína simplesmente não consegue lidar com grandes quantidades de alimentos que se convertem rapidamente em glicose.

Ao ingerir alimentos de alto índice glicêmico, deve-se consumir muita proteína e gordura ao mesmo tempo, para diminuir a velocidade com que eles se convertem em açúcar.

É importante que todos se familiarizem com o significado de índice glicêmico, mas isso é especialmente significativo neste caso, porque é preciso se alimentar controlando o açúcar no sangue.

ALIMENTOS RICOS EM FITATOS

A ciência moderna nos revela que todos os grãos e legumes apresentam substâncias conhecidas como fitatos – o ácido fítico é um produto químico encontrado na pele dos legumes e na casca dos grãos e seus derivados (especialmente trigo, aveia, soja e leite de soja). Os fitatos ligam-se com o cálcio (além de ferro, magnésio, fósforo e zinco) no trato intestinal, alterando a absorção desses minerais. Quando consumidos em excesso, eles podem causar sérias deficiências minerais, alergias, distúrbios intestinais e perda óssea.

Para indivíduos do tipo Proteína, que têm maior necessidade de cálcio, os produtos com fitatos são particularmente problemáticos. Para evitar efeitos indesejáveis, basta deixar os alimentos de molho em água, de um dia para o outro, antes de cozinhá-los.

Produtos fermentados não apresentam problemas, pois o processo destrói os fitatos. Pães de massa azeda, com seu longo processo de fermentação, são totalmente isentos de fitatos. Todos os outros pães são ricos em fitatos, bem como leite de soja em pó e proteína de soja, que devem ser limitados ou evitados.

Alimentos ricos em glúten e inibidores enzimáticos

Os grãos contêm proteínas de difícil digestão, como é o caso do glúten. A digestão incompleta dessas proteínas relaciona-se com problemas como alergias, doença celíaca, doença mental, indigestão e proliferação de cândida. É aconselhável deixar os grãos de molho, antes de cozinhá-los, e preferir produtos com grãos que tenham passado por processo de fermentação, o que facilita a digestão dessas proteínas e a assimilação de nutrientes.

A soja contém potentes inibidores enzimáticos que precisam ser neutralizados. A solução é deixar os grãos de molho em água, de um dia para o outro, antes do cozimento, ou comprar derivados de soja fermentados.

Nas proporções

A alimentação é um combustível. As proporções ideais de proteínas, carboidratos e gorduras que compõem cada refeição devem ser respeitadas para que o organismo funcione bem. Trata-se de proteger a saúde. Se suprirmos com o combustível correto para seu tipo metabólico, o organismo terá forças para se manter ativo, pois os alimentos serão convertidos em energia de forma eficiente, em vez de serem estocados como gordura.

PROPORÇÕES DE MACRONUTRIENTES PARA O TIPO PROTEÍNA

70% de proteínas e gorduras e 30% de carboidratos

40% de proteínas	30% de gorduras	30% de carboidratos
Carnes vermelhas Peixes Frutos do mar Laticínios Legumes Castanhas	Carne gordurosa Peixes Frutos do mar Laticínios Castanhas Sementes Óleos e manteiga	Frutas Verduras Legumes Cereais

- Quanto mais se respeitar as proporções, melhor. Não é necessário pesar tudo o que se consome nem contar calorias. Você vai perceber que está dentro das proporções corretas quando o apetite for satisfeito naturalmente. Com isso, perde-se peso – ou ganha-se, se necessário – sem maiores esforços.
- Se você está determinado a perder peso com mais rapidez ou precisa emagrecer muitos quilos, procure associar essas orientações com a combinação dos alimentos sugerida na tabela da p. 52.
- Algumas pessoas acham difícil medir a quantidade de gordura a ser ingerida. Basta consumir uma quantidade não exagerada de manteiga, azeite ou óleo com a de proteína indicada na tabela. Se ainda tiver dúvidas, seu médico poderá orientá-lo a respeito.
- Para tirar o máximo proveito da alimentação, coma o que é indicado para seu tipo metabólico e, em cada refeição, respeite as proporções corretas de macronutrientes (proteínas, gorduras e carboidratos).

Tipo Carboidrato

Há algumas tendências em comum que caracterizam o tipo Carboidrato. Mas não se esqueça de que você é único no seu tipo metabólico e, portanto, pode perfeitamente apresentar variações particulares, sem que isso comprometa sua classificação.

Características gerais

Relativa falta de apetite
Indivíduos do tipo Carboidrato podem se sentir bem com três refeições ao dia, as quais não precisam ser volumosas. Ou fazer duas refeições e vários lanchinhos. Independentemente da rotina diária, satisfazem-se com facilidade. O alimento não ocupa lugar de destaque em suas vidas.

Alta tolerância para doces
Indivíduos do tipo Carboidrato normalmente não têm problemas com doces, a não ser que sofram de hipoglicemia. Por isso, muitos ingerem alimentos doces quando sentem fome fora de hora ou para levantar a energia. É preciso ficar atento, uma vez que o consumo excessivo de açúcar pode levar à hipoglicemia, resistência à insulina e diabete.

Problemas com controle de peso
Normalmente são pessoas magras, ou ao menos começam assim. Como são levadas a consumir lanchinhos à base de doces, podem passar a ter problemas com obesidade. O fato de não apresentarem muito apetite piora a situação, porque esses lanches às vezes aumentam o intervalo entre as refeições, o que não é saudável. Isso reduz o metabolismo a um nível próximo ao do jejum, um recurso de defesa do organismo no sentido de procurar manter sua taxa metabólica baixa para conservar energia.

Personalidades tipo A

Como são de predomínio simpático, indivíduos do tipo Carboidrato apresentam a clássica personalidade tipo A: têm inclinação a ser agressivos, quase obsessivos com objetivos definidos e altamente motivados. Vivem para trabalhar, sua energia física parece ser ilimitada e sua concentração, excelente. Além do fato de sentirem pouco apetite, acham frequentemente que não têm tempo para comer – qualidades opostas às dos indivíduos do tipo Proteína.

Padrão de energia variável

Apresentam variações de personalidade e padrão de energia.

Dependência de cafeína

Dependem frequentemente de cafeína para passar o dia. Usam a cafeína para estimular suas glândulas adrenais.

COMO APROVEITAR MELHOR OS ALIMENTOS

- Como tipo Carboidrato, o que você precisa é de uma dieta composta por menos quantidade de proteínas e gorduras em relação aos carboidratos. No entanto, nem toda proteína é igual. Você precisa evitar as proteínas pesadas, ricas em purina (com importante participação nos processos de produção de energia). Dê preferência às leves, que contêm menos gordura e pouca purina.
- Mais do que qualquer outro tipo metabólico, você é livre para consumir uma grande variedade de carboidratos – verduras, legumes, grãos e frutas –, ricos ou pobres em amido.
- Como seu sistema converte lentamente carboidrato em energia, você leva uma vantagem sobre os outros tipos metabólicos: o fato de poder consumir amido ou alimentos açucarados sem se expor demais aos riscos que representam. Mas tenha cuidado para não abusar – em excesso, até água faz mal!
- Sua tendência de metabolizar lentamente os alimentos é a principal razão pela qual precisa evitar grandes quantias de proteínas e gorduras, especialmente as proteínas pesadas. Esses alimentos vão diminuir ainda mais sua produção de energia.

- Definitivamente você precisa de pouca proteína e pouca gordura para sentir-se com boa energia física e mental e para manter-se emocionalmente bem. É o tipo de alimentação que também favorece a perda de peso. O excesso de proteína e gordura sugará suas energias, deixando-o hiperansioso e irritável.
- Mantendo a alimentação adequada ao seu tipo metabólico, você estará se prevenindo contra qualquer doença degenerativa (doença cardiovascular, deficiência imunológica, alterações de glicemia, osteoporose, artrites, distúrbios digestivos etc.), ou seja, contra todo mal que um desequilíbrio metabólico pode causar.
- Para um resultado mais eficiente, procure associar essas orientações com suplementos antioxidantes que priorizem suas necessidades individuais e do seu tipo metabólico.

Cuidados especiais

O tipo certo de proteína

Evite excessos com proteínas muito gordurosas, porque gorduras prejudicam sua habilidade em produzir energia de modo eficiente. Também evite as ricas em purina (consulte a tabela na página 89), que farão você se sentir deprimido, desanimado e cansado.

Qualquer proteína que não esteja na sua tabela pode ser rica em gorduras e purinas, devendo ser evitada ou minimizada.

Proteína na maioria das refeições

Apesar de você se dar bem com carboidratos, não se esqueça de associá-los a proteínas. Muitas pessoas cometem o erro de incluir só carboidratos nas refeições, arriscando-se a alterações no metabolismo energético e distúrbios de glicemia. Consumindo proteína nas refeições, você pode fazer seus lanches só com carboidratos (como frutas). Mas, se ocorrerem episódios de hipoglicemia, o consumo de frutas como lanche pode deixá-lo com mais fome ou aumentar seu desejo por açúcar. Nesse caso, é aconselhável acrescentar proteína em todas as refeições, mesmo nos lanches rápidos.

O TIPO CARBOIDRATO E OS ALIMENTOS

Proteínas e gorduras 40%			Carboidratos 60%		
Carnes, peixes e ovos	Laticínios	Gorduras	Legumes e verduras	Frutas	Cereais
atum branco, bacalhau, badejo, *blanquet* de peru, camarão, caranguejo, hadoque, lagosta, lagostim, linguado, peito de frango, peito de peru, pescada branca, robalo, truta clara de ovo **Minimize** alimentos com sal, carnes vermelhas, gema de ovo, vísceras e miúdos peixes oleosos, salmão, sardinha	queijo *cottage*, queijo fresco, iogurte natural, leite desnatado, leite de soja	amêndoas, azeite virgem, castanhas, castanhas e outras oleaginosas, nozes, óleo de coco, óleo de gergelim, sementes em geral (de abóbora, nozes)	abóbora, abobrinha, acelga, alface, alho, batata, batata-doce, berinjela, beterraba, brotos em geral, cebola, couve-de--bruxelas, inhame, nabo, pepino, pimentão, repolho, repolho--crespo, tomate **Minimize** agrião, alcachofra, aspargo, azeitona, brócolis, cenoura, couve-flor, ervilha, espinafre, mostarda	abacaxi, ameixa, amora, banana, cereja, cítricos, maçã, melão, pera, pêssego, uva **Minimize** abacate	arroz, centeio, cevada, milho, pães, trigo **Minimize** aveia, feijão, lentilha

TIPO CARBOIDRATO

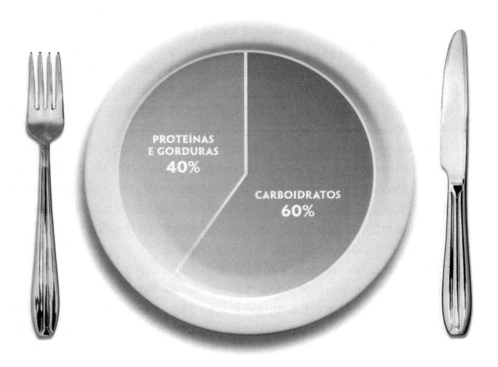

Laticínios

Como seu tipo metabólico tende a reagir melhor com menor ingestão de cálcio, laticínios não são uma boa indicação para sua dieta. Coma pouco e prefira os alimentos que contenham baixos índices de gordura, como iogurte ou queijo *cottage*. E observe como seu organismo responde a esses alimentos. Caso sinta queda de energia ou alteração de humor depois de consumi-los, restrinja ainda mais sua presença na alimentação.

Equilibre o consumo de carboidratos

Todos os alimentos vegetais contêm carboidratos de diferentes tipos, e cada um deles afeta o metabolismo de forma própria. Há carboidratos pobres e ricos em amido. Os ricos, por exemplo, são quebrados em açúcar com facilidade e, consequentemente, aumentam sua glicemia rapidamente. Isso pode levar o pâncreas a produzir mais insulina, o que normalmente causa um acréscimo de gorduras de estoque e alterações de glicemia, podendo dar origem à hipoglicemia.

Entre os vegetais, os grãos e as frutas são carboidratos que merecem atenção. Com o passar do tempo, o excesso continuado de secreção de insulina pode contribuir para distúrbios mais severos, como alergias, asma, alcoolismo, aterosclerose, câncer, compulsão por carboidratos, doenças cardíacas, fadiga crônica, depressão, diabete, resistência à insulina, intolerância à glicose, hipertensão, obesidade e úlcera péptica.

Apesar de o tipo metabólico lidar com carboidratos com maior facilidade em relação aos outros tipos, deve-se tomar cuidado com eles. Isso é muito importante, caso sua preocupação seja o peso. Consuma todos os vegetais pobres em amido que quiser, mas limite os carboidratos com médio ou alto teor de amido. Em uma mesma refeição, permita-se incluir, no máximo, um carboidrato rico em amido com outro, de índice médio.

Em uma refeição que contenha vegetais com muito amido, não inclua qualquer grão. Por exemplo: se consumir batatas, não acrescente pão à refeição.

Grãos liberados

Em geral, grãos funcionam muito bem para o seu metabolismo. Entretanto, lembre-se de que grãos são carboidratos ricos em amido e não abuse. Prefira grãos integrais e evite os refinados.

Saboreie sucos selecionados

Sucos de vegetais frescos são muito bons para seu metabolismo e podem ser consumidos, mas sem exageros. Devem ser feitos apenas com vegetais presentes na sua tabela de alimentos permitidos. Uma exceção é o suco de cenoura, que pode ser consumido esporadicamente.

Evite sucos de frutas – naturais ou enlatados – porque contêm muito açúcar. Prefira comer uma fruta, pois assim você vai ingerir bem menos açúcar do que se bebesse um copo de suco.

Legumes sob controle

Tanto laticínios quanto alguns legumes, como feijões e lentilhas, atuam de forma conflitante ao seu tipo metabólico. Apesar de excelentes fontes de carboidratos e proteínas vegetais, legumes são ricos em purinas, uma categoria de proteínas que não é apropriada para o tipo Carboidrato. Podem estar presentes em sua mesa mais que filé bovino ou salmão, que contêm maior teor de purinas, mas sempre com moderação. Cautela é desejável, mesmo se você é adepto do vegetarianismo.

Óleos e gorduras

Diminua o consumo de óleos e gorduras. Isso não significa eliminar a gordura da alimentação. Óleos, especialmente os naturais, são muito importantes para a estrutura das membranas celulares, participam da produção hormonal, têm função imunológica e atuam numa ampla variedade de processos metabólicos. Use somente óleo prensado a frio e manteiga sem sal. Jamais consuma margarina ou óleos hidrogenados.

Sementes

Amêndoas e nozes, todas são fontes de proteína com baixo teor de purina. Como são ricas em óleo, consuma-as com moderação.

Hora do lanche

De todos os tipos metabólicos, o Carboidrato é o mais dependente de lanches. Não se deve abrir mão deles, mas fique atento para não abusar de carboidratos.

Se você sente desejos por doces, é provável que tenha consumido muito carboidrato e quantidades insuficientes de proteínas em suas refeições, inclusive nos lanches. Trate de equilibrar as proporções.

Pães

São bons para seu metabolismo, mas prefira os integrais. Evite pão branco feito com trigo refinado ou enriquecido. Gordura e óleo são limitados para o tipo Carboidrato. Portanto, vá devagar com a manteiga.

Atenção ao índice glicêmico dos alimentos

Todos os carboidratos (frutas, legumes, verduras e grãos) são convertidos em glicose no organismo e classificam-se de acordo com a velocidade com que elevam a glicemia sanguínea – o que chamamos de índice glicêmico (IG).

Alimentos de alto índice glicêmico, como grãos e outros vegetais ricos em amido, elevam a glicemia muito mais rapidamente do que os de baixo índice glicêmico, como proteínas e gorduras. Apesar de seu tipo metabólico não ter tanto problema com alimentos de alto índice glicêmico, não abuse.

Ao consumir alimento de alto índice glicêmico, inclua alguma proteína na refeição – ajuda a diminuir a taxa e a velocidade de conversão dos alimentos desse tipo em açúcar (veja as tabelas de índice glicêmico).

É muito importante estar familiarizado com o índice glicêmico dos alimentos, independentemente de ser do tipo Proteína, Carboidrato ou Misto. Portanto, não se descuide.

Alimentos a evitar

Certos alimentos agravam seu desequilíbrio metabólico e não devem ser consumidos. Tenha em mente que o efeito na nutrição é acumulativo: quanto mais ingerir um alimento, mais forte será a reação. Mantenha-se fiel ao grupo de alimentos permitidos ao seu tipo.

Álcool

Dos tipos metabólicos, o Carboidrato é o que melhor convive com o álcool. Mas de qualquer forma, ao consumi-lo, o organismo vai ter trabalho para desintoxicar-se e neutralizar os efeitos adversos. O álcool é um açúcar simples que estimula secreção de insulina, causando desequilíbrios de açúcar, aumento de gorduras em estoque e desenvolvimento de processos degenerativos. Portanto, é recomendável ter moderação.

Alimentos alergênicos e reativos

A tabela de alimentos permitidos pode conter alguns com os quais você não se dá bem. Procure evitar esses alimentos, usando-os só de vez em quando. À medida que a química do organismo se alterar, como resultado da alimentação correta, poderá haver mudanças em suas reações.

Cafeína

Cafeína nem sempre é bem tolerada pelas pessoas. Seu tipo metabólico é o que mais a aceita e, por isso, fica fácil se exceder. Assim, evite-a, dentro do possível, ao diminuir o consumo de café, chá-preto e refrigerantes. Se o café for um prazer difícil de se abdicar, prefira o orgânico e não consuma mais de duas xícaras por dia. Com o café, coma alguma proteína, o que diminui os efeitos negativos da cafeína. Para muitos, ela é fonte de energia, mas em excesso pode sobrecarregar as glândulas adrenais e o sistema bioquímico do organismo.

Açúcar

Em quantidades significativas, não é bom para ninguém. Entretanto, ao menos que sofra de hipoglicemia ou diabete, seu tipo metabólico normalmente lida bem com o açúcar, melhor até que o tipo Proteína e o Misto. Por usar o açúcar como estimulante, você pode se tornar dependente dele. Não se engane ao achar que o açúcar lhe dá energia. O efeito é rápido e enganador: o açúcar é caloria e energia vazia. Não nutre nem oferece o melhor tipo de energia que o seu organismo precisa.

Se você começar a sentir desejo por doces, pode significar que o consumo de carboidratos está muito alto em relação à proteína. Equilibre sua dieta.

Alimentos ricos em gorduras

Todos os tipos metabólicos requerem alguma quantidade de gordura na alimentação. Assim, não cometa o engano de eliminar a gordura da dieta, especialmente óleos essenciais. É uma atitude que pode resultar em sérios problemas de saúde.

Um pouco de manteiga e óleos essenciais na dieta cumprem seu papel na manutenção da saúde. Sem um mínimo de ácidos graxos podem ocorrer cansaço, baixa de energia, fome logo após uma refeição, unhas fracas, queda de cabelo, prisão de ventre, necessidade de dormir mais, diminuição do bem-estar, diminuição do poder de concentração e pele seca. Ironicamente, entretanto, excesso de ácidos graxos causa os mesmos sintomas. Fique atento.

Alimentos ricos em purinas

De modo geral, todas as proteínas animais que não estão listadas na tabela são ricas em purina. A purina oxida lentamente, o que retarda o metabolismo. Evite-a.

Alimentos supressores da tireoide

Certos alimentos contêm tiocianato, que causa disfunção tireoidiana. Os *tiocianatos* pertencem à classe de substâncias conhecidas como *goitrogênicos*, que bloqueiam a produção de hormônio tireoidiano, responsável pela regulação de todas as atividades metabólicas. Encontramos tiocianato, por exemplo, no brócolis, na couve-flor, na mostarda e no agrião. Quem consome esses alimentos com frequência deve fazer suplementação de iodo, pois os goitrogênicos dificultam sua absorção pela glândula tireoide. Uma forma de contornar o problema é consumir esses alimentos cozidos, já que o cozimento promove a inativação parcial dos químicos supressores da tireoide.

Sua relação de macronutrientes

Mantendo os macronutrientes de sua dieta dentro das proporções indicadas, você ganhará mais vitalidade e seu alimento será convertido eficientemente em energia, em vez de se depositar como gordura.

PROPORÇÕES DE MACRONUTRIENTES PARA O TIPO CARBOIDRATO

40% de proteínas e gorduras e 60% de carboidratos

25% de proteínas	15% de gorduras	60% de carboidratos
Carnes magras	Manteiga	Cereais
Frutos do mar	Óleos	Frutas
Grãos		Legumes
Laticínios		Verduras
Legumes		
Sementes		

- Não é necessário pesar tudo o que você come e muito menos contar as calorias.
- Não importa se sua refeição é volumosa ou não. O importante é manter as proporções. Respeite as proporções e seu apetite será satisfeito naturalmente.
- Comendo corretamente, seu metabolismo será regularizado e você atingirá o peso ideal – irá ganhar ou perder peso, conforme a necessidade.
- Coma os alimentos corretos para seu tipo metabólico e evite os que podem prejudicar a saúde. Em cada refeição, respeite a proporção ideal de macronutrientes – proteínas, gorduras e carboidratos.

Tipo Misto

Consiste numa mistura dos tipos Carboidrato e Proteína. Assim como eles, o tipo Misto possui algumas características que o identifica, mas não significa que todos sejam iguais. Você pode ter seu modo de reagir aos alimentos, seus pontos fortes e fracos, um nível muito pessoal de energia, apetite e assim por diante. Afinal de contas, seu tipo metabólico é único, embora se assemelhe ao de outros indivíduos do mesmo tipo.

Características gerais

Apetite variável
O tipo Misto possui apetite muito variável. É propenso a ser faminto nas refeições e, em outros momentos, não sente nenhuma vontade de comer.

Desejo por doces e carboidratos
Normalmente, indivíduos do tipo Misto não apresentam desejos por esses alimentos. Mas os que não têm alimentação bem equilibrada poderão apresentá-los à medida que se acentuam mais para Carboidrato ou Proteína.

Controle de peso
Normalmente não têm problemas com peso, mas se não se alimentarem de forma equilibrada poderão engordar.

Fadiga, ansiedade e nervosismo
No tipo Misto, por ser uma mistura dos tipos Carboidrato e Proteína, pode haver preponderância do lado bom ou do ruim deles. Se o indivíduo apresentar uma alimentação desequilibrada, é comum manifestar fadiga, ansiedade e nervosismo.

Ênfases alimentares

O tipo Misto é o mais liberal de todos, pois consiste numa mescla dos tipos Carboidrato e Proteína. Isso significa que você deve ter um bom equilíbrio de proteínas ricas em purina (consulte a tabela na página 89) e, ao mesmo tempo, com baixo teor de gordura.

Na alimentação, o tipo Misto deve enfatizar muita proteína ou carboidrato, a fim de evitar problemas. O equilíbrio entre proteínas, carboidratos e gorduras é a chave para perder peso, preservando a energia física e mental.

COMO APROVEITAR MELHOR OS ALIMENTOS

- Coma sempre proteína nas refeições para maximizar o ganho de energia, manter um corpo magro e assegurar alto desempenho. Baixo teor de proteína pode causar cansaço, depressão e ansiedade.
- Muitas pessoas do tipo Misto abusam apenas de carboidratos nas refeições, o que causa desejos por consumo de doces ou açúcar, excesso de produção de insulina, alterações de glicemia, aumento do depósito de gorduras e riscos de doenças degenerativas.
- Uma boa mistura de alimentos dos tipos Proteína e Carboidrato é a solução ideal para uma alimentação saudável.
- Para um resultado mais eficiente, procure associar essas orientações com suplementos antioxidantes que priorizem necessidades individuais do seu tipo metabólico.
- Ao alimentar-se, não é necessário contar calorias nem pesar o que será ingerido. Apenas consuma os alimentos corretos para seu tipo metabólico, respeitando as proporções indicadas de proteínas, carboidratos e gorduras.
- Não há problemas se você come pouco ou muito, desde que respeite os alimentos que farão o metabolismo funcionar bem. Quando se come de maneira adequada ao tipo metabólico, não se tem apetite em excesso.
- Mantendo a proporção correta de macronutrientes, evita-se que o alimento seja convertido em gordura de estoque e ainda ganha-se o máximo em energia para seu tipo metabólico.

Cuidados especiais

Lanches

De modo geral, o tipo Misto não apresenta necessidade de lanches. Mas isso não é problema: ao sentir necessidade, lanche. Apenas lembre-se de consumir um pouco de proteína para não estimular o pâncreas em excesso, o que pode acontecer caso você coma um lanche à base de carboidratos ou açúcar. Alimentando-se corretamente, não se tem desejos por esse ou aquele alimento. Quanto a frutas, seja criterioso. Consumidas de vez em quando não causam problemas.

Laticínios

Caso você não tenha muito apetite e não seja alérgico aos laticínios, eles podem ser uma boa opção alimentar. Normalmente, não apresentam boa fonte de proteínas para o tipo Proteína, mas com frequência funcionam bem para o tipo Carboidrato.

Por outro lado, se tiver grande apetite, laticínios não são a melhor escolha como proteínas. As mais pesadas são aquelas que oferecem o combustível adequado ao seu metabolismo.

Atenção com carboidratos

Como tipo Misto, deve-se misturar carboidratos, bons para os tipos Carboidrato e Proteína. Mas lembre-se de que existem diferentes tipos de carboidratos, mais ou menos ricos em amido. Eles afetam seu metabolismo de formas diferentes.

Carboidratos ricos em amido transformam-se em açúcar mais facilmente e, por isso, elevam a glicemia com facilidade. Esse processo pode causar uma reação significativa na produção de insulina pelo pâncreas, que elevará a glicemia e aumentará o nível de gorduras em depósito, além de facilitar a ocorrência de outros problemas, como hipoglicemia.

Com o tempo, o excesso de produção de insulina pode contribuir para a ocorrência de doenças e disfunções mais severas, como alergias, asma, alcoolismo, arterosclerose, câncer, compulsão por carboidratos, doença cardíaca, depressão, diabete, resistência à insulina, intolerância à glicose, hipertensão, obesidade e úlcera péptica. Portanto, grãos e vegetais ricos em amido devem ser consumidos com cuidado.

O TIPO MISTO E OS ALIMENTOS

O tipo Misto pode aproveitar o que há de melhor nas tabelas de alimentos indicados para os tipos Proteína e Carboidrato. Mas é preciso observar algumas regras fáceis para aproveitar ao máximo suas amplas possibilidades.

Proteínas e gorduras 50%			Carboidratos 50%		
30%			20%		
Carnes, peixes e ovos	Laticínios	Gorduras	Legumes e verduras	Frutas	Cereais
atum branco, bacalhau, badejo, *blanquet* de peru, camarão, caranguejo, carnes vermelhas, hadoque, lagosta, lagostim, linguado, peito de frango, peito de peru, ovos, pescada branca, robalo, truta, vísceras e miúdos	queijo *cottage*, queijo fresco, iogurte natural, leite desnatado, leite de soja	amêndoas, azeite virgem, castanhas e outras oleaginosas, nozes, óleo de coco, óleo de gergelim, sementes em geral (de abóbora, nozes)	abóbora, abobrinha, acelga, agrião, alcachofra, alface, alho, aspargo, azeitona, batata, batata-doce, berinjela, beterraba, brócolis, brotos em geral, cebola, cenoura, couve-de-bruxelas, couve-flor, ervilha, espinafre, inhame, mostarda, nabo, pepino, pimentão, repolho, repolho-crespo, tomate	abacate, abacaxi, ameixa, amora, banana, cereja, frutas cítricas (laranja, mexerica, acerola), maçã, melão, pera, pêssego, uva	arroz, aveia, centeio, cevada, feijão, lentilha, milho, pães, trigo

TIPO MISTO

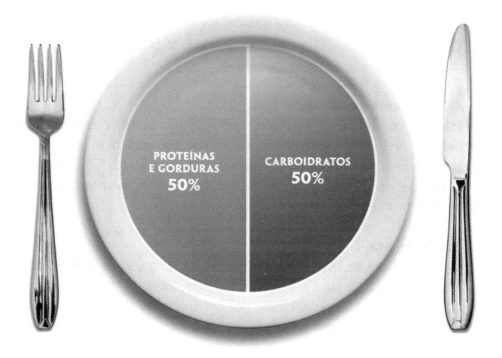

Consuma grãos com moderação

Use somente grãos integrais e evite os refinados. Tenha em mente que todos os grãos contêm amido, e isso significa que se convertem em açúcar com facilidade. Caso comece a ter desejo por doces após as refeições, provavelmente você ingeriu grãos demais e precisa aumentar a proporção de proteína na próxima refeição.

Não abuse de pães

Evite pães feitos com farinhas refinadas para não estimular a resposta de insulina. Ao consumir pães, procure usar manteiga (caso não seja alérgico) ou peito de peru, o que evita uma liberação rápida de insulina.

Caso tenha problemas com carboidratos e distúrbios de glicemia, elimine o pão de sua rotina alimentar.

Devagar com as frutas

Pela alta concentração de açúcar e potássio que contêm, as frutas têm o poder de desregular o metabolismo da insulina. São alimentos que devem ser consumidos com moderação por indivíduos do tipo Misto. Caso apresentem desejo por doces após o consumo de frutas, talvez estejam consumindo muito carboidrato e pouca proteína.

Sucos vegetais

Evite os enlatados. Sucos vegetais feitos na hora são permitidos com moderação. Excesso de suco vegetal pode desequilibrar seu tipo metabólico, o que facilitará ganho de peso, desejo por determinados alimentos e açúcar, além de flutuações da glicemia.

Gorduras e óleos

Consumidos com moderação, não causarão mais problemas do que qualquer outro alimento. Gorduras contêm ácidos graxos, essenciais à boa condição imunológica, à produção hormonal normal, à produção de energia pelas células e à permeabilidade celular. Portanto, contribuem para manter a saúde.

Inclua gorduras na sua dieta, mas sem exageros. Prefira manteiga (caso não seja alérgico a leite) e óleos vegetais (em especial o de oliva). Evite margarina e óleo hidrogenado.

Não se descuide do índice glicêmico

Ao consumir grãos e vegetais ricos em amido, prefira os de baixo índice glicêmico. Se fizer uma refeição com alimentos de alto índice glicêmico, inclua alguma proteína, uma boa medida para manter baixa a taxa de conversão do açúcar. Além disso, você evitará ganhar peso e possíveis flutuações da glicemia.

Alimentos alergênicos ou reativos

Certos alimentos prejudicam o equilíbrio de seu tipo metabólico e devem ser evitados. Assim, você estará prevenindo reações adversas com potencial para prejudicar bastante seu organismo, caso se repitam com frequência. Tenha em mente que reações alérgicas são acumulativas: quanto mais se consomem os alimentos que as provocam, maiores e mais graves serão os efeitos.

A tabela de alimentos correspondente ao seu tipo metabólico lhe dá suporte à saúde, já que contempla nutrientes em equilíbrio. Respeite-a, se quiser colher bons resultados.

Álcool

É um açúcar simples, que estimula a produção de insulina de forma excessiva, o que leva a alterações de glicemia, aumento de depósito de gordura e desenvolvimento de doenças degenerativas. Portanto, a atitude mais inteligente é consumi-lo com moderação. Lembre-se sempre de que, para neutralizar seus efeitos negativos, o organismo se desgastará.

Cafeína

Cafeína em excesso é contraindicada para todos os tipos de metabolismo. Pode causar fadiga das glândulas adrenais, com possível comprometimento na produção de energia. Assim, sempre que for possível, evite produtos que contenham cafeína, como café, chá-preto e refrigerantes. Se não resistir ao café, que pelo menos ele seja orgânico e em quantidade pequena – de uma a duas xícaras por dia.

Sucos de frutas

São muito ricos em açúcar, com efeito negativo na produção de insulina e de glicemia. Os sucos concentrados, por sua vez, além de ricos em açúcar ou adoçantes artificiais, não contêm fibras e retardam a assimilação do açúcar. Seu consumo facilita o aumento de gorduras em estoque. Convém evitá-los.

Açúcar

Em grandes quantidades, não é bom para ninguém. Fique atento, porque ele está presente na maioria dos produtos industrializados. Diminua o consumo de qualquer tipo de açúcar, seja ele processado, seja natural, como açúcar de beterraba, de cana, marrom, mel, frutose, dextrose, xarope de milho, xarope de *maple*, entre outros.

Alimentos ricos em ácido oxálico

Presente em alguns alimentos, o ácido oxálico é uma substância natural que interfere na absorção de cálcio. Encontra-se, por exemplo, em maçãs, aspargos, chá-preto, chocolates, cacau, ameixas, endívias, uvas, pimenta-verde, espinafre, morangos e tomates. Evite esses alimentos ou consuma-os cozidos, pois o ácido oxálico não resiste ao calor.

Alimentos ricos em fitatos

Ácido fítico é uma substância encontrada nos grãos e na pele dos legumes. Ele inibe a absorção de cálcio, ferro, magnésio, fósforo e zinco pelo trato intestinal. Quando consumido em excesso, causa sério desequilíbrio nutricional, alergias, perda óssea etc. Todos os grãos contêm fitatos, porém trigo, aveia, soja e leite de soja são os alimentos que apresentam maior concentração. Para evitar seus efeitos indesejáveis, basta deixar os alimentos de molho de um dia para o outro antes de cozinhá-los. Os fermentados não contêm fitatos.

Cuidado com a soja. *Tofu*, leite de soja e proteína de soja em pó não são fermentados e, portanto, contêm fitatos.

Quase todos os pães contêm fitatos e devem ser consumidos com moderação.

Alimentos ricos em enzimas e glúten

Grãos contêm proteínas de difícil digestão, como o glúten. A digestão insuficiente dessas proteínas está relacionada a alergias, doença celíaca, distúrbio mental, indigestão e crescimento de fungos, que causam candidíase. Deixar os grãos de molho em água de um dia para o outro tornam essas proteínas mais fáceis de digerir.

Alimentos supressores de tireoide

Certos alimentos contêm uma substância química chamado tiocianato, que causa disfunção tireoidiana. Os tiocianatos são substâncias conhecidas como goitrogênicas, que reduzem a produção de hormônio tireoidiano e deixam o metabolismo lento. Substâncias goitrogênicas são encontradas em brócolis, couve-de-bruxelas, repolho, couve-flor, mostarda e agrião. Caso consuma esses alimentos com frequência, cozinhe-os ou suplemente com iodo, para atenuar o efeito goitrogênico desses alimentos. Seu médico poderá orientá-lo nesse sentido.

PROPORÇÕES DE MACRONUTRIENTES PARA O TIPO MISTO

50% de proteínas e gorduras e 50% de carboidratos

30% de proteínas	20% de gorduras	50% de carboidratos
Carnes vermelhas Peixes gordurosos Frutos do mar Laticínios Legumes Castanhas	Carnes gordurosas Peixes gordurosos Frutos do mar Laticínios Castanhas Sementes Óleos vegetais Manteiga	Frutas Verduras Legumes Cereais

AMPLIANDO LIMITES

Índice glicêmico

No começo da década de 1980, cientistas desenvolveram um estudo sobre a capacidade que os alimentos possuem de elevar a taxa de açúcar no sangue, e isso ocorre de duas a três horas depois de ingeridos. Hoje, os dados desse estudo constituem uma referência nutricional indispensável aos profissionais da área e de grande ajuda a pessoas que desejam perder peso ou que tenham problemas de hiper ou hipoglicemia. Às pessoas que apresentam histórico de diabete na família, por exemplo, a tabela é uma ferramenta importante que auxilia na prevenção do distúrbio, pois alimentos de alto índice glicêmico causam uma liberação maior de insulina, o que interfere na conversão da gordura em energia e estimula seu estoque.

Antes que esse índice fosse desenvolvido, acreditava-se que o açúcar simples (como açúcar de mesa, xarope de milho e frutose) aumentava a taxa de açúcar no sangue muito mais rapidamente do que carboidratos complexos, como os grãos integrais. Surpreendentemente, hoje sabemos que nem sempre isso ocorre. Carboidratos complexos são muito diferentes quanto à velocidade com a qual são quebrados (metabolizados) durante a digestão.

Já que proteínas e gorduras não aumentam a taxa de açúcar no sangue de forma significativa, entre os alimentos componentes do índice glicêmico estão os carboidratos – verduras, legumes, grãos e frutas. A tabela classifica os alimentos em escala numérica, comparando seu valor glicêmico ao do açúcar, ao qual foi dado o valor 100.

Se você for do tipo Proteína, consuma proteína e gordura quando ingerir alimentos de alto índice glicêmico. Isso diminuirá a elevação de glicose no seu sangue.

Se você for do tipo Carboidrato, combine sempre carboidratos com proteínas indicadas a esse tipo metabólico, especialmente se apresentar problemas de variação de glicemia.

Se você for do tipo Misto, deve sempre consumir proteína e gordura associadas a alimentos de baixo índice glicêmico.

Alimentos e bebidas com alto índice glicêmico
Indutores rápidos de insulina

Índice	Açúcar	Laticínios	Frutas	Grãos	Vegetais
Mais de 100	110 – Bebidas alcoólicas como vinho, cerveja, cachaça, saquê e uísque 110 – Maltose		103 – Tâmaras		
90-100	100 – Glucose 95 – Bebidas com açúcar (refrigerantes, energéticos, entre outros)			95 – Pão refinado	90 – Cenoura
80-89	83 – Bala de goma			89 – Cereal matinal 88 – Arroz branco 80 – Bolinho de arroz	88 – Batata assada 86 – Purê de batata instantâneo
70-79	75 – Açúcar refinado 70 – Chocolate ao leite 70 – Geleias		75 – Melancia	72 – Biscoito de água e sal 72 – Pão branco 72 – Pão de trigo integral 70 – Panqueca doce	78 – Abóbora 78 – Batata frita

Alimentos e bebidas com médio índice glicêmico
Indutores moderados de insulina

Índice	Açúcar	Laticínios	Frutas	Grãos	Vegetais
60-69	68 – Refrigerantes 65 – Sucrose (açúcar de mesa) 65 – Glucose de milho 61 – Mel	61 – Sorvete	68 – Melão 67 – Abacaxi 66 – Uva-passa 62 – Banana 60 – Damasco 60 – Fruta cristalizada	67 – Macarrão integral 66 – Cereal integral matinal com frutas 65 – Biscoito salgado 65 – Cereal 65 – Pão de centeio	68 – Fubá 66 – Purê de batata 66 – Beterraba
50-59	51 – Chocolate	52 – Sorvete com baixo teor de gordura	55 – Manga 52 – Quiuí	55 – Macarrão branco 50 – Arroz integral 50 – Aveia em flocos 50 – Cereal matinal com fibras	59 – Milho 58 – Pipoca 56 – Batata-doce 53 – Inhame 51 – Batata frita de saquinho 50 – Ervilha seca

ALIMENTOS E BEBIDAS COM BAIXO ÍNDICE GLICÊMICO
Indutores lentos de insulina

Índice	Açúcar	Laticínios	Frutas	Grãos	Vegetais
40-49	43 – Lactose 41 – Barra de chocolate com caramelo		46 – Suco de laranja 41 – Suco de maçã 40 – Laranja 40 – Suco de frutas	49 – Aveia 49 – Grãos de trigo 46 – Massa de trigo integral 43 – Massa branca	48 – Ervilha seca 40 – Feijão-branco
30-39		36 – Iogurte com sabor 32 – Leite com baixo teor de gordura 30 – Manteiga 27 – Leite integral	38 – Maçãs 36 – Peras 32 – Morango 30 – Banana não madura	34 – Centeio	36 – Tremoço 33 – Feijão-preto
16-29	22 – Chocolate meio-amargo (60% de cacau) 20 – Frutose		29 – Pêssego 25 – Ameixa 25 – Geleia de frutas sem açúcar 23 – Cereja	22 – Cevada 19 – Farelo de trigo	29 – Lentilha
Menor de 16				15 – Soja seca 13 – Amendoim	14 – Verduras e legumes verdes, tomate e limão

Combinação de alimentos

A combinação de alimentos por meio de refeições é a abordagem que procura melhorar o processo digestivo e a assimilação dos nutrientes. Muitas de suas regras são determinadas tendo como base o bom senso.

Se você sente dores abdominais crônicas ou desconforto depois de se alimentar, como gases e distensão abdominal, ou apresenta episódios de constipação, halitose, falta de apetite, colite ou mesmo insônia, muitos desses problemas tenderão a desaparecer com dieta adequada ao seu tipo metabólico. Mas, se os distúrbios persistirem, talvez você precise fazer uma sintonia fina na combinação dos alimentos.

A dificuldade digestiva é um dos problemas mais frequentes no mundo industrializado. Independentemente do tipo metabólico, é impressionante o número de pessoas que sofrem com isso, mesmo quando consomem alimentos de fácil digestão, tornando necessário ajudar o processo digestivo com enzimas. Claro, sempre há as que conseguem digerir de tudo, mesmo combinando mal os alimentos, mas são exceções.

Observe como é a sua digestão, pois, especialmente se ela for difícil, talvez você tenha que se familiarizar com algumas regras simples de combinação dos alimentos. Você poderá melhorar sensivelmente e ainda perder peso – é que a digestão difícil cria um tipo de inanição celular que diminui a taxa metabólica e aumenta o depósito de gorduras no corpo.

Combinar bem os alimentos segundo o tipo metabólico não apenas melhora a digestão, como também é a forma mais eficiente de perder peso.

REGRAS GERAIS

• **Procure comer proteína com vegetais**
Essa regra só não poderá ser cumprida ao pé da letra se você for do tipo Proteína, porque você precisa consumir proteína com carboidrato. A solução é comer uma entrada de vegetais ricos em amido ou grãos e, cerca de 30 minutos depois, servir-se de carne com algum vegetal pobre em amido.

- **Consuma frutas fora das refeições**

Frutas não combinam com alimentação pesada ou carne. O tipo Carboidrato provavelmente poderá consumir frutas entre as refeições sem sofrer efeitos adversos.

- **Evite leite e carnes na mesma refeição**

Essa combinação sobrecarrega muito o sistema digestivo de algumas pessoas e diminui a atividade intestinal normal, o que faz aumentar a concentração de toxinas no cólon.

- **Não consuma melões ou melancia com outros alimentos**

Mesmo que seu tipo metabólico aceite bem essas frutas, evite consumi-las como sobremesa, especialmente após uma refeição pesada. Carnes ou vegetais crus também não fazem boa combinação com melões e melancias. Prefira saboreá-las como lanche, sem nenhum outro acompanhamento.

- **Coma apenas um tipo de proteína por refeição**

Essa regra é importante para quem tem indigestão crônica. Por exemplo, evite comer carne e frutos do mar ao mesmo tempo. Indivíduos do tipo Proteína têm mais facilidade com essas combinações, mas devem respeitar a regra se costumam apresentar digestão difícil.

- **Controle as purinas**

Também é importante seguir a indicação de purinas na alimentação, quando sugerida. Essas substâncias, derivadas de uma classe de proteínas chamadas nucleoproteínas, desempenham uma parte importante nos processos de produção de energia nos tecidos.

Teor de purina nos alimentos

Alimentos com alto teor de purina

- Carnes como vitela, embutidos, *bacon*, cabrito, carneiro ou ovelha.
- Miúdos como fígado, coração, língua, rim e miolos.
- Peixes e frutos do mar, como sardinha, salmão, truta, bacalhau, arenque, anchova, ovas de peixe, mexilhão e mariscos.
- Aves como galeto, peru, pombo, ganso e perdiz.
- Bebidas alcoólicas de todos os tipos.
- Caldo de carne e molhos prontos, extrato de carne.
- Fermento de pães.

Alimentos com médio teor de purina

- Carnes de vaca, frango, porco e coelho, além de presunto.
- Peixes e frutos do mar não citados acima, bem como camarão, ostra, lagosta e caranguejo.
- Leguminosas, como feijão (exceto feijão-azuqui), soja, grão-de-bico, ervilha, lentilha, aspargo, cogumelos, couve-flor e espinafre.
- Cereais integrais, como arroz integral, trigo em grão, centeio e aveia.
- Oleaginosas, como coco, nozes, amendoim, castanhas, pistache e avelã.

Alimentos com baixo teor de purina

- Leite, chá, café, chocolate, queijos magros, ovos cozidos, manteiga e margarina.
- Cereais e farináceos, como pão, macarrão, sagu, fubá, mandioca, araruta, arroz branco, arroz integral e milho.
- Vegetais, como couve, repolho, alface, acelga, agrião, *radicchio*, cebola, cará, inhame e gengibre.
- Doces e frutas de todos os tipos, inclusive sucos.
- Farelo de aveia, cevada torrada, cevadinha em grãos, aveia e gergelim.
- Gelatina e sagu.

Guia para alimentação consciente

Esta tabela, já publicada em *Fazendo as pazes com seu peso*, permite ver com clareza as formas mais saudáveis de combinar alimentos. Deve-se segui-la utilizando alimentos indicados a seu tipo metabólico.

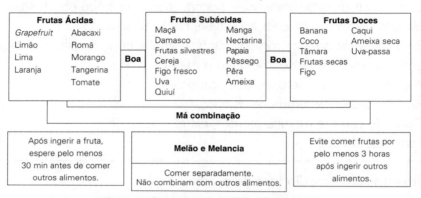

* Não combine alimentos cruzando esta linha *

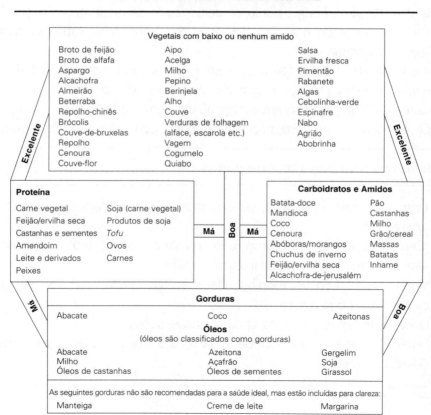

Exceções:
- Abacates combinam bem com frutas ácidas e subácidas, vegetais e tomates.
- Tomates combinam bem com vegetais sem amido, abacates, castanhas e sementes.
- Castanhas, nozes, amêndoas, avelãs etc. de molho ou seus brotos e sementes podem ser combinadas com frutas.

Alergia alimentar

Em muitos casos, sensibilidade a determinados alimentos pode interferir no processo de perda de peso. Alergia alimentar, por exemplo, é capaz de alterar níveis de glicemia e comprometer o equilíbrio entre insulina e glucagon, despertando o desejo por carboidratos e compulsão por outros alimentos, possivelmente por causar deficiência de serotonina. O resultado será a necessidade cada vez maior de consumir esses alimentos. Também pode propiciar lesão autoimune de tireoide e de outras glândulas, bem como inchaços generalizados.

A alergia alimentar tem características muito pessoais e é de difícil diagnóstico. Manifesta-se de 20 minutos a 48 horas depois do consumo de um alimento alergênico. Se você acha que pode ser alérgico a um ou mais alimentos mas não tem certeza, procure fazer o teste de sensibilidade. Esclarecer esse ponto é fundamental para chegar a bons resultados no processo de emagrecimento.

SINTOMAS COMUNS ASSOCIADOS ÀS ALERGIAS ALIMENTARES

Sintomas físicos

Cabeça	Olheiras escuras, inchaço e rugas sob os olhos (sinal de Dennie), dores de cabeça localizadas e outras dores de cabeça "vasculares", enxaquecas, fraquezas, tonturas, sensações de estufamento na cabeça, sono excessivo logo após alimentar-se, insônia, acordar frequente durante a noite, de madrugada (geralmente entre duas e quatro da manhã), incapacidade de voltar a dormir.

Olhos, ouvidos, nariz e garganta	Coriza, nariz entupido, formação excessiva de mucos, lacrimejamento, visão turva, estalos, barulhos nos ouvidos, dor de ouvido, sensação de estufamento nos ouvidos, perda de audição, infecções de ouvido recorrentes, pruridos no ouvido, corrimento do ouvido, dores de garganta, rouquidões, tosse crônica, engasgamento, pruridos no céu da boca, sinusites recorrentes, necessidade de higiene nasal frequente.
Coração e pulmões	Palpitações, arritmias, taquicardia, asma, congestão no peito e asma induzida por exercícios.
Gastrointestinal	Muco nas fezes, comida não digerida nas fezes, náusea, vômitos, diarreia, constipação, distensão abdominal, eructação, colites, flatulência, dores ou cólicas abdominais, síndrome de intestino irritado, cólicas em crianças, sede extrema, doença inflamatória do intestino (doença de Crohn e colite ulcerativa), pruridos anais, língua com crosta esbranquiçada, sintomas aparentes de doença de vesícula (os quais podem vir a ser de natureza alérgica).
Pele	Erupções, assaduras, eczema, dermatites herpetiformes, palidez, pele seca, caspa, unhas e cabelos quebradiços.
Outros sintomas	"Dores de crescimento" em crianças, sintomas de TPM, fadiga crônica, fraqueza, dores musculares, dores articulares, artrites, inchaço das mãos, pés ou tornozelos, sintomas do sistema urinário (frequência, urgência), pruridos vaginais, corrimento vaginal, obesidade, variação rápida de peso de um dia para outro (1 a 5 kg ou mais).

Sintomas psicológicos

Ansiedade, surtos de pânico, depressão, crise de choro, comportamento agressivo, irritabilidade, confusão mental, letargia mental, hiperatividade em crianças e adultos, agitação, desabilidades de aprendizagem, hábitos de trabalho que deixam a desejar, falar arrastado, gaguejamento, dificuldade de concentração, indiferença, provavelmente certos tipos de autismo, esquizofrenia e bulimia/anorexia nervosa.

Abordagem diagnóstica moderna

A avaliação das respostas do questionário para determinar o tipo metabólico é parte de um diagnóstico que, para ser mais preciso, necessita do apoio de alguns exames de laboratório e outros, feitos na própria clínica, que apresentamos a seguir.

- **Monitoramento da taxa de variabilidade cardíaca**

Serve para medir a predominância da atividade simpática ou parassimpática do sistema nervoso autônomo, o que é feito utilizando-se tecnologia russa de ponta.

- **Microscopia de fase e campo escuro**

Num microscópio especial, examinam-se amostras de sangue para avaliar as condições das funções metabólicas e dos sistemas imunológico e digestivo.

- **Análise do terreno biológico**

Faz-se a mensuração do pH, da resistência elétrica e do potencial de redução dos fluidos corpóreos, com base no sistema criado pelo francês Louis Claude Vincent.

Nenhum desses exames é invasivo. Constitue em importantes peças de apoio para determinar o perfil bioquímico-metabólico de cada pessoa. De posse de todos os dados, é possível fazer a avaliação final. É aconselhável uma reavaliação após cerca de 30 dias, para monitorar o progresso do tratamento.

Bases teóricas

A criação da teoria da nutrição por meio do tipo metabólico vem do legado de três cientistas – Francis M. Pottenger, George Watson e William Donald Kelley – que promoveram avanços importantíssimos nos campos da saúde, nutrição e medicina. Cada um deles, separadamente e em épocas diferentes, avançaram nos limites das pesquisas com suas descobertas. Quando associadas, essas descobertas oferecem o quadro completo da complexidade do sistema metabólico humano.

A combinação dos resultados de suas pioneiras pesquisas prepararam terreno para um novo entendimento e análise do sistema clínico, e permitiram uma mudança no modo como se entendia a nutrição. A medicina que deverá ser praticada neste milênio certamente tem raízes plantadas em suas descobertas.

O dr. Francis M. Pottenger estudou a relação dos nutrientes com o sistema simpático e parassimpático, divisões do sistema nervoso autônomo. Ao publicar suas pesquisas sobre sintomas de doenças viscerais (1944), ele iluminou as influências autonômicas como componentes essenciais na definição da individualidade metabólica. É o verdadeiro pai do aspecto neuroendócrino do tipo metabólico.

Entre 1950 e a metade da década de 1980, George Watson, Ph.D., professor da University of Southern California, enfocou suas pesquisas bioquímicas no papel da oxidação na individualidade metabólica, particularmente com relação ao estado psicoquímico e distúrbios de personalidade. A taxa de oxidação, como ele descreveu, é a taxa de conversão intracelular dos nutrientes para gerar energia, envolvendo a glicólise, o ciclo de Krebs, a betaoxidação e a fosforilação oxidativa (produção de ATP). Por meio de testes objetivos, ele classificou as pessoas como *oxidantes rápidos* e *lentos*. Oxidantes rápidos produzem pH sanguíneo ácido, e oxidantes lentos, pH sanguíneo alcalino. Além disso, observou que manifestações físicas e desequilíbrio psicológico ocorrem quando o pH venoso varia muito do nível ótimo, cujo pH é 7,46. Em sua clássica obra *Nutrition and your mind* (Nutrição e sua mente), ele descreve de forma eloquente as fascinantes descobertas e a recuperação promovida em seus pacientes. Suas pesquisas são fundamentais no campo da oxidação, tão importantes quanto as pesquisas neuro-hormonais do dr. Pottenger.

William Donald Kelley, D.D.S., tem minha admiração irrestrita por contribuir para que muitos pacientes estejam bem atualmente, vivos e saudáveis graças à eficiência dos seus protocolos metabólicos, com base na profundidade do antigo ditado: "O alimento de uma pessoa é veneno para outra". Foi o primeiro profissional a utilizar tecnologia computadorizada para uma análise dos fatores da individualidade bioquímica. Com base nos estudos do dr. Pottenger, Kelley desenvolveu um programa sistemático, testável e reproduzível, que pode indicar com absoluta precisão o tipo metabólico.

Recentemente, William L. Wolcott e Harold J. Kristal evoluíram os estudos desses pesquisadores, criando novas abordagens clínicas com base nos princípios descritos do tipo metabólico.

Tipo sanguíneo

Apresenta influência secundária no sistema homeostático. Para alguns pacientes, pode fazer diferença significativa.

O tipo sanguíneo tem mais a ver com os alimentos que se deve evitar e menos com o que se deve incluir na rotina dietética. Isso ocorre porque, dependendo do tipo, algumas pessoas reagem mal à presença de lectinas – proteínas conhecidas como glicoproteínas, encontradas em pequena quantidade em cerca de 30% da alimentação. Apesar de o cozimento e a digestão inibirem a atividade das lectinas, elas podem provocar na corrente sanguínea uma ação semelhante a um antígeno ou corpo estranho. Como algumas lectinas se ligam à superfície de determinadas células sanguíneas, as pessoas devem evitar alimentos que sejam prejudiciais às células que formam seu tipo sanguíneo – A, B, O ou AB.

Muitas lectinas atuam especificamente sobre determinados tipos sanguíneos e podem causar efeitos negativos apenas a esses tipos. Para evitar seus efeitos indesejáveis, basta limitar o consumo de alimentos conhecidos por conterem o tipo de lectina que reage com seu tipo sanguíneo específico.

Lectinas frequentemente causam aglutinação e destruição de células do sangue. Podem também interferir na digestão e na absorção de nutrientes e causar problemas adicionais, entre os quais deficiência nutricional, alergia alimentar, processo inflamatório no cólon, diabete melito, artrite reumatoide, psoríase, infertilidade, gases intestinais, deficiências imunológicas, cansaço, dor de cabeça, diarreia, irritabilidade e anemia.

Alimentos a evitar, segundo o tipo sanguíneo

Tipo A	Tipo B	Tipo AB	Tipo O
Amora-preta	Atum	Amora-preta	Amora-preta
Broto de soja	Cacau	Atum	Cacau
Cereais de milho	Chocolate	Broto de soja	Chocolate
Cogumelo-branco	Cogumelo tipo francês	Cacau	Cogumelo tipo francês
Cogumelo tipo francês	Feijão-de-soja	Cereais de milho	Linguado
Feijão-de-corda	Frango	Cereais matinais	Semente de girassol
Feijão-de-soja	Gergelim	Cogumelo-branco	
Laranja-lima	Melão	Cogumelo tipo francês	
Linguado	Romã	Feijão-de-corda	
Mexilhões	Salmão	Feijão-de-soja	
Truta	Semente de girassol	Gergelim	
		Laranja-lima	
		Linguado	
		Mexilhões	
		Romã	
		Salmão	
		Semente de girassol	
		Truta	

Suplementos

As pesquisas dos diferentes efeitos dos suplementos em cada tipo metabólico começaram em 1920/1930 com os trabalhos pioneiros do dr. Francis M. Pottenger, pai da teoria autonômica da dominância metabólica. Ele descobriu que um mesmo suplemento poderia ter efeito oposto nos ramos simpático e parassimpático do sistema nervoso autônomo, pesquisa que foi ampliada pelos estudos de William Donald Kelley, D.D.S.

Nutrientes vitais só serão devidamente assimilados se você alimentar-se de acordo com seu tipo metabólico.

Cálcio

Vimos como os alimentos atuam de modo diferente nos dois sistemas dominantes. O mesmo princípio se aplica aos suplementos nutricionais. O cálcio, por exemplo, que é alcalinizante, pode provocar um efeito indesejável em pessoas de oxidação lenta – de baixo metabolismo –, exacerbando ainda mais a tendência alcalina desses indivíduos. No entanto, no oxidante rápido, que é muito ácido, o cálcio tende a compensar essa tendência ao alcalinizar mais o sangue. Portanto, a suplementação de cálcio pode ser indesejável para os indivíduos de oxidação lenta e desejável para os de oxidação rápida.

O cálcio traz benefícios ao tipo Proteína, mas é contraindicado ao tipo Carboidrato, com algumas exceções.

Sabemos que todos os indivíduos precisam de cálcio, mas dificilmente os do tipo Carboidrato precisam dele na forma concentrada, encontrada nos suplementos. Consumindo muitos vegetais e outros alimentos integrais, eles absorvem cálcio o suficiente para suas necessidades metabólicas.

Caso um indivíduo do tipo Carboidrato consuma muito suplemento de cálcio, vai alterar o pH sanguíneo de forma indesejável. O corpo responde a isso espoliando outros minerais dos ossos para recuperar o equilíbrio mineral na corrente sanguínea, enfraquecendo o tecido ósseo. O tipo Carboidrato reage melhor a outros minerais, mais específicos para suas necessidades metabólicas particulares.

Magnésio

O magnésio é acidificante para todos os tipos oxidativos
Para os de oxidação lenta (tipo Carboidrato), por serem muito alcalinos, isso é desejável, pois compensa a tendência alcalina do indivíduo e torna o sangue mais ácido. No entanto, para o tipo Proteína, que já é muito ácido, o magnésio tenderá a acentuar essa condição.

> *O magnésio pode ser desejável para o tipo Carboidrato e desaconselhável para o tipo Proteína.*

É possível aplicar a mesma lógica a todos os suplementos nutricionais. Em alguns casos, um suplemento particular só é bom para um grupo oxidativo, mas há outros casos em que o mesmo nutriente é necessário a indivíduos de todos os grupos.

Vitamina C

Importante antioxidante, a vitamina C combate processos inflamatórios, fortalece o sistema imunológico e tem função de destaque na cicatrização dos tecidos. Mas os tipos metabólicos podem reagir a ela de formas diferentes.

> *O tipo Carboidrato assimila-se muito bem com o ácido ascórbico, enquanto o tipo Proteína, com a vitamina C na forma de ascorbato de cálcio ou ascorbato de magnésio.*

Suplementação necessária

Algumas pessoas ficam surpresas com o fato de precisarem tomar suplementos. A questão é: será que nossa alimentação não fornece todos os nutrientes dos quais precisamos? Em um mundo ideal a resposta seria *sim* – mas não vivemos nesse mundo. Há pelo menos duas razões pelas quais precisamos tomar suplementos.

- A qualidade nutricional dos alimentos tem sido muito prejudicada nos últimos 50 anos pelo uso de fertilizantes químicos e outras práticas do agronegócio. Pela exaustão do solo, os alimentos apresentam significante diminuição de nutrientes em relação há 50 ou 100 anos. Mesmo o alimento orgânico, que contém maior concentração de nutrientes do que as variações comerciais, não garante alto teor nutritivo se for cultivado em solos desgastados por excesso de uso ao longo dos anos;
- Estamos enfrentando níveis sem precedentes de poluentes originados de indústrias e da agricultura, assim como de automóveis e de inúmeros produtos químicos encontrados em todas as residências. Considere ainda a radiação e as frequências eletromagnéticas que nos bombardeiam diariamente, bem como nosso agitado ritmo de vida. Tudo isso estressa o fígado e o sistema imunológico, o que se reflete no nosso metabolismo. Portanto, não é difícil entender por que precisamos de suplemento nutricional: o objetivo é alcançar a máxima proteção possível contra esses desgastes.

A suplementação de todos os antioxidantes importantes é fundamental para ajudar o corpo a se ajustar aos desafios dos novos tempos, garantindo saúde e bem-estar.

- Para um resultado mais eficiente, portanto, procure associar à dieta suplementos antioxidantes que priorizem suas necessidades e do seu tipo metabólico.

Açúcar

O que o açúcar oferece

Não se deve consumi-lo em excesso, mas poucos resistem ao seu apelo. Cada pessoa consome, em média, aproximadamente 70 kg de açúcar por ano. Isso representa cerca de 25 colheres de chá por dia de açúcar, o que cobre por volta de 20% da ingestão calórica diária de uma pessoa. Para ter uma ideia, um refrigerante normal contém cerca de dez colheres de chá de açúcar por unidade – e sabemos que muitas crianças e adultos consomem vários por dia.

O açúcar refinado e outras formas estão presentes na maioria dos lares. Muitos escondidos em alimentos processados, bolachas, doces, sorvetes, cereais matinais, carnes prontas, frios, embutidos, molhos de saladas, vegetais enlatados e congelados, carne defumada (peixe e carne vermelha) e em vários produtos *diet*. Certas barras energéticas chegam a conter não menos de oito diferentes tipos de açúcar, com nomes que o consumidor não consegue reconhecer como açúcar no rótulo nutricional.

A maioria dos tipos de açúcar tem nomes finalizados por ose (glucose, maltose e lactose). Outros apresentam o final ol (como sorbitol e manitol). Os mais consumidos são *sucrose* (açúcar de mesa) e frutose (principalmente de xarope de milho). O sucrose, refinado da cana-de-açúcar ou da beterraba, é um dissacarídeo (ou açúcar duplo) composto de uma molécula de cada monossacarídeo (ou açúcar simples), glicose e frutose.

Consumido como componente de um alimento integral, o açúcar é lentamente metabolizado pela presença de fibras e vários nutrientes cofatores. Se consumido na forma refinada, entra rapidamente na corrente sanguínea, estimulando o pâncreas a liberar insulina.

Como todo hormônio, a insulina desempenha muitas funções no organismo. Uma das principais funções é levar glicose para as células, onde é queimada na fornalha celular (mitocôndria) para produzir energia. Apesar da importância do processo, precisamos estar atentos a possíveis problemas associados à glicose.

- Promove alterações importantes na glicemia sanguínea, podendo estimular muito a produção de insulina, além de causar perda de energia, sonolência, letargia e desejo por mais açúcar ou carboidrato refinado. Esse efeito ioiô estressa o pâncreas e as glândulas adrenais, órgãos importantes no controle do estresse e da energia.
- Promove depressão imunológica, o que foi comprovado por estudos realizados pelo pesquisador inglês John Yudkin, em 1960, que demonstrou que, durante muitas horas após ingerido, o açúcar altera a atividade dos glóbulos brancos, a linha de frente de defesa do organismo contra vírus e bactérias.
- É desprovido de nutrientes e, por isso, nada acrescenta ao organismo. Ao contrário, para ser metabolizado, consome vitaminas do complexo B e outros importantes minerais, como o cromo, e pode causar deficiência desses elementos. Interfere na utilização da vitamina C (ambos usam o mesmo mecanismo de transporte) e ainda rouba cálcio de ossos e dentes. Sabe-se também que eleva o nível de triglicérides, o que se reconhece como fator de risco cardiovascular.
- Como é alimento para bactérias e fungos, potencializa problemas causados por *Candida albicans*. Também aumenta o risco de câncer de mama e outros.

Por ser rico em nutrientes, o açúcar de cana, ao natural, é um alimento constituído de boas qualidades. Depois de refinado, ele perde essa característica. A rapadura (açúcar do suco de cana evaporado) pode ser considerada uma boa forma de açúcar, desde que consumida em pequenas quantidades.

Adoçantes artificiais

Aspartame
Adoçantes artificiais com aspartame apresentam sérios riscos para a saúde. Na verdade, o aspartame é uma toxina para os nervos, já que, para processá-lo, usa-se o metanol (tipo de álcool), que é altamente tóxico e é causa frequente de enxaquecas, convulsões e zumbido nos ouvidos. Estudos em animais de laboratório comprovam que ele é cancerígeno.

Frutose
O produto comercializado é extraído de xarope de milho. Apresenta-se como alternativa menos agressiva para a saúde, porque não estimula rapidamente a elevação da glicemia e, consequentemente, da insulina. Quando presente em alimentos integrais, não causa efeitos negativos. A frutose refinada parece ser ainda mais prejudicial para a saúde que o açúcar comum. Apesar de não afetar a glicemia como ele, pode facilitar a ocorrência de doença de Alzheimer, catarata e perda do tônus da pele. Estudos em animais indicam que a frutose é capaz de elevar os níveis de triglicérides, o ácido lático e o ácido úrico, acelerando o processo de envelhecimento.

Sucralose
É um novo açúcar (vendido com o nome de *Splenda*) formado essencialmente por açúcar de mesa (sucrose) associado com uma molécula de cloreto. Essa molécula inibe parcialmente a absorção do açúcar, evitando uma resposta rápida de insulina pelo corpo, enquanto o consumidor desfruta do gosto doce. Entretanto, não se sabe com precisão seus efeitos prejudiciais, que devem existir, já que o cloreto é uma substância tóxica. Em testes de laboratório feitos com animais, foram constatados efeitos negativos na tireoide, no fígado e nos rins. Ainda não há como afirmar se os efeitos serão os mesmos em seres humanos.

Stevia

É um adoçante natural e parece oferecer benefícios únicos. Contém *steviosídeos* e outros carboidratos. Apresenta um sabor característico que, em geral, as pessoas gostam ou odeiam. Seu índice de calorias é zero – assim, não eleva a glicemia ou a insulina. Não contém produtos químicos ou ingredientes artificiais, e é atóxica e perfeitamente segura.

Xylitol

Esse adoçante é sintetizado pelo corpo humano e também se encontra em muitas frutas e vegetais. Não altera glicemia e insulina e apresenta outros benefícios: ataca placas de bactérias que causam cáries, prevenindo infecções, combate cândida e outros fungos patogênicos. Contém 40% menos calorias que o açúcar normal. A desvantagem é que, por enquanto, não está disponível no mercado.

Melhores escolhas

Tanto a Stevia como o Xylitol devem ser os adoçantes de sua escolha, enquanto os outros ficam para uso ocasional e moderado.

O papel da insulina

Numa visão simplista, a insulina é tida como um hormônio produzido para baixar a glicemia. Mas sua atividade é bem mais complexa. Para se ter uma ideia, ela interfere de tal forma em certos processos orgânicos que chega a ser um marcador confiável da expectativa de vida, como comprovam pesquisas realizadas com pessoas centenárias. Mais especificamente, é a sensibilidade à insulina que nos dá indícios do quanto podemos esperar viver.

Quando há açúcar em excesso no sangue, isso significa que o organismo não o está queimando de maneira conveniente. Com a finalidade de diminuir seu teor na corrente sanguínea, o corpo libera insulina, que fará com que o açúcar seja estocado no fígado e nos músculos, como glicogênio. No momento em que o estoque de glicogênio atinge seu limite, o açúcar em excesso passa a ser estocado como gordura saturada (98% como ácido palmítico), e isso o organismo faz com muita facilidade.

Com o tempo, as células podem resistir ao assédio constante e pouco saudável da insulina alta, numa tentativa de proteger-se contra os efeitos tóxicos desse hormônio. A isso se chama "resistência à insulina". Quando se perde a sensibilidade à insulina, seus níveis sobem e abre-se espaço para uma infinidade de disfunções orgânicas geradoras de doenças.

A resistência à insulina é base para toda doença crônica do envelhecimento. Por isso, funciona como um excelente marcador da longevidade.

Aspectos a considerar

- A insulina não estoca apenas carboidrato. Levantadores de peso injetam esse hormônio em seu corpo para ganhar massa muscular, porque ela estoca proteína nos músculos.

- A insulina também estoca magnésio. Mas, se as células se tornam resistentes, o magnésio, que relaxa os músculos e os capilares, evitando hipertensão arterial, não pode ser estocado e é eliminado pela urina. A ironia é que o magnésio é necessário para a produção da insulina e sua atividade no organismo.
- A insulina causa retenção de sódio, que, por sua vez, causa retenção de fluidos, o que leva à hipertensão.
- Insulina é um mediador dos lipídios sanguíneos. Para diminuir triglicérides, basta controlar a insulina, consumindo menos carboidratos.
- O câncer de mama e o de cólon estão relacionados aos altos níveis de insulina no sangue.
- O fígado é o primeiro órgão a ficar insulinorresistente e, com isso, não promove a conversão de T4 em T3, pois é no fígado que se processa a transformação dos hormônios tireoidianos.
- A insulina controla os hormônios sexuais: o estrógeno, a progesterona e a testosterona. Quanto mais aumenta a insulinorresistência, mais diminui a taxa de DHEA, matéria-prima dos hormônios citados.
- A insulina alta inibe os hormônios anabólicos. Com isso, a maior parte do cálcio que se consome é eliminada.

Ações da insulina sobre o sistema cardiovascular

- Acelera a formação de coágulos, facilitando a conversão de macrófagos em células espumosas, responsáveis pelo acúmulo de depósitos de gorduras dentro das artérias;
- Afeta as paredes vasculares, promovendo oclusão dos vasos sanguíneos;
- Influencia a síntese de óxido nítrico, causando sua diminuição no endotélio vascular, o que facilita a ocorrência de alterações na capacidade de contração e dilatação dos vasos.

Agora você pode entender a importância de controlar o consumo de todas as formas de açúcar. Considere com atenção os carboidratos, mesmo os complexos, pois formam a base de uma dieta rica em glicose.

Leptina

Esse hormônio, produzido e secretado principalmente pelo tecido adiposo, tem a função de informar ao cérebro como anda nossa saciedade. Normalmente, alto teor de leptina no cérebro indica que é hora de reduzir o apetite e induzir a queima da gordura estocada. Ao contrário, baixo teor de leptina no cérebro é um indicador para se comer mais e estocar mais gordura nas células. Entretanto, se um exame de sangue feito em jejum mostrar altos índices de leptina, é um sinal claro de resistência à leptina.

Apresentar baixos índices de leptina com frequência provoca um constante aumento de depósito de gordura nas células. Para se proteger, elas se tornam resistentes à leptina. Visando reverter o processo e vencer a resistência, a leptina aumenta seus índices, o que só faz piorar o problema, já que o depósito de gordura continua a ser feito, quase sempre gerando obesidade.

Esse processo é similar ao da resistência à insulina, quando altos índices no sangue, em exame feito em jejum, indicam que o processo de queima do açúcar não vai bem. Há uma perda na orquestração dos níveis de insulina em vários tecidos.

Se o fígado é insulinorresistente, continua a produzir açúcar de proteínas. Se os músculos são insulinorresistentes, também não queimam açúcar. Entretanto, até que se torne insulinorresistente, o tecido gorduroso estoca açúcar e facilita a ocorrência de diabete a curto prazo. Sob esse aspecto, pode-se dizer que a obesidade é o preço que se paga para tornar-se diabético.

Quando o depósito de açúcar no tecido gorduroso chega a seu limite, o açúcar se acumula no sangue, o que se chama, na medicina convencional, diabete. Mas o processo de resistência à insulina e à leptina – que talvez seja o mais importante – começa muito antes, até mesmo antes do nascimento, se o feto for alimentado com quantidades excessivas de açúcar fornecido pela mãe.

Resistência à leptina distorce hormônios

Ao tornar-se resistente à leptina, você perde a sintonia fina que há entre os níveis dos diferentes hormônios. O centro do apetite, localizado no hipotálamo, não consegue receber a mensagem da leptina para diminuir o apetite e parar de estocar gordura. A leitura que ele faz é a de que não há gordura suficiente em estoque. O resultado disso é a fome. Então você come mais e produz mais gordura.

Com o aumento do depósito de gordura abdominal altera-se, inclusive no fígado, a capacidade hepática para reagir a outros sinais, como os da insulina. Isso faz com que o fígado produza mais açúcar proveniente de proteína, o que pode levar à diabete e à degradação muscular e óssea. O organismo já não identifica onde depositar o cálcio, que então se instala nos vasos sanguíneos, em detrimento do tecido ósseo. O resultado você já adivinhou: osteoporose, calcificação e endurecimento das artérias.

Outro aspecto importante nesse processo é que o sistema nervoso autônomo, no cérebro, não se torna resistente à leptina. Ele continua a mandar mensagens para elevá-la, causando excesso de estimulação do sistema nervoso simpático, o que cria sérios problemas para a saúde, como:

- diabete;
- elevação da pressão arterial;
- aumento da coagulação sanguínea;
- elevação do T3 e da temperatura corporal;
- doença cardíaca;
- aumento de inflamações.

Em resumo, em um indivíduo sensível à leptina, esse hormônio secretado normalmente, em resposta a uma refeição, ou cronicamente, em resposta ao aumento de depósito de gorduras, causará redução de apetite, aumentará a queima de gordura e reduzirá seu depósito nas células. Mas em um indivíduo resistente à leptina o cérebro não recebe a indicação para diminuir a fome e parar de depositar gordura. A pessoa continua faminta, continua a comer e a estocar mais gordura em vez de queimá-la. Há um aumento do açúcar no sangue, da resistência à insulina, da pressão arterial, do risco de doenças cardíacas e, com tanto desgaste, da aceleração do envelhecimento.

A diabete não é uma doença do açúcar no sangue, mas uma doença da insulina e talvez, mais importante ainda, da sensibilidade à leptina.

Até que tais conceitos se tornem bem conhecidos na comunidade médica, é dever dos profissionais da saúde estarem atentos ao modo convencional inadequado de tratar doenças crônicas como a diabete, as doenças cardíacas e os problemas de nutrição.

Tipicamente, os tratamentos convencionais centram-se nos sintomas. Na diabete, por exemplo, o foco é a glicemia elevada, em vez de se procurar as bases do problema.

Entre os sintomas estão o modo como a natureza se manifesta em nossos corpos para combater as doenças. A coriza, por exemplo, é um sintoma que surge com a função de limpar o nariz e a região do sínus de vírus e bactérias, quando se está resfriado. Ao usar um descongestionante, o que fazemos é inibir o mecanismo corpóreo de lidar com infecções. Na diabete, em que o tratamento se concentra na diminuição do açúcar sanguíneo, aumentar a taxa de insulina com esse objetivo pode piorar o problema, desencadeando outros. Entre outras doenças, a insulina elevada é altamente associada a:

- doenças cardíacas;
- doença vascular periférica;
- hipertensão arterial;
- câncer;
- obesidade.

Como a maioria dos tratamentos para diabete tipo 2 (insulinorresistente) utiliza drogas que aumentam a insulina ou até injeções de insulina, o resultado será uma trágica manifestação de efeitos colaterais, além da diminuição da expectativa de vida. Mas talvez a insulina não seja o hormônio mais importante na diabete ou em doenças crônicas do envelhecimento. Essa honra é da leptina.

Parece que a leptina é a maior responsável pela precisão da sinalização da insulina. É a leptina que avisa o cérebro a quantidade de energia que há em estoque, quando é necessário aumentá-la (fome), controlá-la (saciedade) e o que fazer com a energia disponível (reprodução, reparação celular).

Pesquisas recentes apontam o fígado e o cérebro como os órgãos mais importantes para determinar se o organismo irá se tornar diabético (tipo 2, insulinorresistência) ou não. Tudo dependerá da habilidade de esses órgãos lidarem com a leptina.

A leptina influencia fortemente – ou talvez até comande – as manifestações das funções do hipotálamo no cérebro, entre as quais:

- reprodução;
- funções da tireoide;
- função adrenal;
- sistema nervoso simpático.

Gordura e leptina têm influência sobre processos inflamatórios crônicos, doenças cardiovasculares, mal de Alzheimer e diabete. Mas, na verdade, o inimigo nunca foi reconhecido pela comunidade médica. Não é de estranhar que não se tenha conseguido vencer a diabete – segundo estatísticas, a doença aumentou 700% nos últimos 50 anos. Esse dado revela dois fatos muito importantes:

- A diabete não pode ser uma doença a princípio genética.
- As condutas adotadas para tratá-la são obviamente erradas e precisam ser mudadas. E essas condutas estão na dieta.

É difícil, ou talvez mesmo impossível, provar alguma verdade diante do que ainda precisamos descobrir a respeito da diabete. Mas não é difícil provar o que há de falso. Nos últimos 50 anos, muitos norte-americanos têm consumido uma dieta rica em carboidratos complexos e com baixa concentração de gordura saturada, seguindo orientações de entidades altamente consideradas, entre as quais a Associação Americana de Cardiologia e a Associação Americana de Diabetes. Sabemos que a maioria dos carboidratos complexos, como batata, arroz, cereais, massa e pães, rapidamente se transforma em açúcar e seu excesso modifica-se em ácidos graxos saturados de cadeia longa (ácido palmítico).

Diante desses dados, fica fácil entender por que a incidência de diabete e obesidade se elevou tanto entre a população norte-americana. E, como a maior parte do mundo ocidental segue a mesma linha alimentar, a diabete está se transformando em uma epidemia também fora dos Estados Unidos. A dieta norte-americana não atende às expectativas de boa saúde e longevidade. Será preciso usar o bom senso se quisermos progredir nesse sentido.

A diabete é uma doença da nutrição e é a ciência da nutrição que deve tratá-la. A ciência está nos dizendo que devemos consumir uma alimentação que maximize a sensibilidade celular à insulina e à leptina. De modo geral, isso significa consumir gorduras boas e reduzir carboidratos refinados. Com isso, pode-se melhorar ou reverter a diabete tipo 2, as doenças cardíacas, a hipertensão e muitas outras doenças crônicas do envelhecimento.

Óleo e gordura de coco

São os mais saudáveis para consumo. Apresentam alto teor de ácido láurico, que combate vírus, bactérias e fungos, além de não conter gordura trans (mesmo em óleo de oliva encontra-se alguma gordura trans). O óleo pode também ser usado sobre a pele na prevenção de rugas.

Infelizmente, há um conceito errôneo de que óleo de coco é ruim por conter gordura saturada. Quase 2/3 dessa gordura são ácidos graxos de cadeia média (classificam-se as gorduras como de cadeias curtas, médias ou longas, dependendo da quantidade de moléculas de carbono) com propriedades antimicrobianas, que beneficiam o sistema imunológico e se digerem com facilidade pelo organismo para a geração de energia rápida.

O óleo de coco é a maior fonte de ácidos graxos de cadeia média depois do leite materno e muitos de seus benefícios decorrem exatamente do fato de serem de cadeia média. A maioria dos óleos do mercado contém ácidos graxos de cadeia longa.

Óleo de coco virgem é muito estável, não oxida nem se degrada com a mesma rapidez dos outros óleos e apresenta vida média de cerca de um ano.

Portanto, longe do fato de ser perigosa, a gordura saturada do óleo de coco promove a boa saúde. Então, como um óleo tão bom pode ter uma reputação tão ruim? A resposta encontra-se vinculada a interesses políticos e econômicos. Há algumas décadas, com base em resultados inconsistentes de pesquisas sobre óleo hidrogenado de coco, esses interesses determinaram o início de um movimento poderoso contra a gordura saturada. E o óleo de coco, mesmo aquele que não era hidrogenado, foi duramente condenado.

Óleos hidrogenados sofrem alterações em sua composição química original. Contêm gordura trans, que elevam o nível de colesterol, que leva a doenças cardíacas e a outros problemas de saúde. Não se deve consumir óleo hidrogenado de nenhum tipo.

Atualmente, a indústria do óleo ataca todos os tipos de gordura saturada e alardeia enfaticamente as gorduras poli-insaturadas, como óleo de canola, soja, milho, girassol, entre outros. Entretanto, todos esses óleos ficam rançosos com facilidade quando expostos ao oxigênio e produzem grandes quantidades de radicais livres no corpo. O que poucas pessoas sabem é que podem causar envelhecimento, tromboses, inflamações, câncer e ganho de peso.

Felizmente, o óleo de coco começa a ganhar destaque, pois os pesquisadores têm observado sua influência positiva na saúde. No entanto, o produto costuma apresentar variações de qualidade relacionadas ao tipo de coco usado, ao processo empregado na produção, ao uso ou não de agrotóxicos na plantação etc. A maioria dos óleos de coco comerciais passa por processos de refino e desodorização, apresentando teores de produtos químicos herdados desses processos.

Sugiro que se valorize o óleo de coco orgânico, certificado, feito com fruto fresco e que não passe por processos de desodorização, refino ou hidrogenação. Preste atenção ao rótulo, conferindo os dados que garantem qualidade.

NA COZINHA

Ao ser aquecido, um óleo sempre se modifica para pior. Mas há um óleo estável, suficiente para resistir ao calor, mantendo sua integridade. Ele também possui a propriedade de auxiliar na perda de peso, prevenir doença cardíaca e diminuir o colesterol. Estamos falando do óleo de coco.

Apesar de a mídia eleger o óleo de oliva como o mais saudável, seu título cai por terra quando usado para cozinhar, porque perde suas características ao ser aquecido. O óleo de oliva é um óleo monoinsaturado. Isso significa que é um óleo que tem uma ligação dupla na sua estrutura de ácido graxo. Um óleo monoinsaturado é mais estável que uma gordura poli-insaturada. Entretanto, o óleo de oliva é uma gordura saudável para ser incluída na sua alimentação na forma não aquecida.

Óleos poli-insaturados, que incluem os óleos vegetais de milho, soja, girassol e canola, são os piores para cozinhar. Apresentam gorduras trans geradas no processo de hidrogenação, o que resulta em aumento de risco de doenças crônicas, como câncer de mama e doenças cardíacas.

Dentre todos os óleos, o de coco é o que contém a maior concentração de gordura saturada. Não se apoie nas observações negativas sobre gordura saturada divulgadas pela mídia. Diversos estudos têm mostrado que alimentação com pouca gordura não é a resposta para prevenção de doença cardiovascular e alguns cientistas já estão cobrando novas diretrizes sobre o assunto.

BENEFÍCIOS

- O óleo de coco pode ser deixado em temperatura ambiente por até um ano sem ficar rançoso, enquanto óleos insaturados tornam-se rançosos em poucas horas, mesmo sob refrigeração.
- O óleo saturado, como o de coco, possui ação antioxidante e reduz a necessidade de vitamina E. Em estudos experimentais, confirmou-se que o uso de gorduras saturadas protege as células cardíacas das lesões, enquanto o uso de óleos poli-insaturados aumenta a incidência de doenças cardíacas e câncer.
- Experimentos em ratos e estudos em humanos mostraram que o aumento das quantidades de óleo insaturado na dieta afeta fortemente a velocidade do envelhecimento e da formação de rugas na pele.
- Segundo estudo comparativo, a população de Yucatán, para a qual o uso de gordura de coco é rotina, apresenta taxa metabólica 25% maior, em média, do que a população norte-americana.
- Em 1950, estabeleceu-se que gordura insaturada reduzia a taxa metabólica, aparentemente criando hipotireoidismo. Nas décadas seguintes, descobriu-se o mecanismo que levava a isso. Observou-se que as gorduras insaturadas lesavam as mitocôndrias, em parte pela supressão de enzima reparatória e em parte por causar dano oxidativo generalizado, afetando o metabolismo. Quanto mais insaturado o óleo, mais especificamente ele suprime a resposta dos tecidos ao hormônio tireoidiano. Os óleos insaturados também inibem uma enzima digestiva de proteína que participa da produção do hormônio da tireoide.
- O óleo de coco, por sua vez, não só ativa o metabolismo, como também inibe os efeitos negativos causados na tireoide pelos óleos insaturados.
- Desde a década de 1930, sabe-se que a supressão da tireoide promove o aumento de colesterol (aumentando mortalidade por infecções, câncer e doença cardiovascular). Ao se restaurar o hormônio tireoidiano, as taxas de colesterol voltam ao normal.

- Várias frações do óleo de coco estão sendo usadas como drogas no combate a doenças. Usa-se o ácido butírico no tratamento de câncer, ácidos láurico e miriático para tratar infecções virais e uma mistura de gorduras de cadeia média como auxiliar em dietas de emagrecimento.

Gordura saturada

Em 1997, acreditava-se que se poderia reduzir doenças cardiovasculares se o consumo de calorias provenientes de gordura fosse limitado a até 30% do total de calorias por dia. Isso estimulou uma mudança na indústria alimentar, que resultou na produção dos alimentos *no fat* e a substituição de gorduras por carboidratos. De lá para cá, as referências para o consumo de gorduras têm sido reavaliadas e algo novo poderá surgir em breve. Os especialistas já comprovaram que não há evidências de que essa redução de gordura poderia prevenir a obesidade, a diabete ou as doenças cardiovasculares.

Segundo a Academia Nacional de Medicina Americana, entre as recomendações mais recentes de como as calorias devem fazer parte da dieta estão:

- De 45 a 65% de calorias devem ser provenientes de carboidratos;
- De 30 a 35% de calorias devem vir de gorduras;
- De 10 a 35% de calorias devem se originar de proteínas.

Em 2002, especialistas em alimentação e nutrição, nos EUA, afirmavam que gorduras saturadas e colesterol na alimentação não contribuíam na prevenção de doenças crônicas nem desempenhavam qualquer papel significativo no processo digestivo.

Parte da confusão científica com certeza ocorreu pelo fato de o organismo ser capaz de sintetizar ácidos graxos saturados, que tanto necessitam de carboidratos. Esses ácidos graxos saturados, "fabricados" no organismo, também estão presentes na gordura alimentar de origem animal. Entretanto – e essa é a chave –, os ácidos graxos saturados não são todos do mesmo tipo. Há diferenças entre eles. Pessoas que evitam todo tipo de gordura saturada podem comprometer seriamente a saúde.

Esse ponto de vista, baseado em informações insuficientes, condenou a gordura saturada e tem comprometido seriamente a saúde nos últimos 30 anos. No entanto, revisões publicadas no *American Journal of Clinical*

Nutrition, de setembro de 2004, já admitem que é impossível chegar a uma nutrição adequada sem esse tipo de gordura.

Se a gordura saturada fosse sem valor ou promovesse danos aos humanos, na evolução dos mamíferos, algo estaria errado, pois sabe-se que as glândulas mamárias produzem gordura saturada como ácido butírico, caproico, caprílico, cáprico, láurico, mirístico, palmítico e esteárico. E foi o leite, enriquecido, que garantiu o crescimento, o desenvolvimento e a sobrevivência das espécies mamárias.

O artigo também comenta que as investigações desenvolvidas pela comunidade científica enfocaram o efeito do consumo de gordura saturada de forma estreita e limitada, no que diz respeito à produção e avaliação das evidências que deveriam comprovar que a gordura saturada eleva o colesterol LDL e, consequentemente, o risco de doença coronariana. Esse enfoque limitado acabou por impedir os cientistas de enxergar os benefícios da gordura saturada em outras áreas da saúde humana.

A IMPORTÂNCIA DOS ÁCIDOS GRAXOS SATURADOS

- Constituem mais de 50% dos fosfolipídios, componentes da membrana celular que garantem sustentação e integridade às células.
- Eles são o melhor combustível para o coração, que é alimentado pelo ácido esteárico e pelo ácido palmítico. O músculo cardíaco é envolvido por gordura altamente saturada. O coração utiliza essa gordura de reserva nas situações de estresse.
- Quando há necessidade de mais energia, os ácidos graxos saturados são utilizados como fonte de combustível.
- Aumentam o colesterol HDL.
- O ácido butírico previne câncer e participa do equilíbrio genético.
- Os ácidos graxos saturados contribuem no combate a vírus (ácido caprílico).
- Têm ação anticárie, antiplaca e antifúngica (ácido láurico).
- Atuam na redução do colesterol (ácidos palmítico e esteárico).
- Ácido esteárico é antiaterogênico, isto é, evita o processo de degeneração das paredes das artérias e contribui para a redução do risco de tromboses.
- Ácidos graxos saturados têm papel vital na saúde dos ossos.

- Para o cálcio ser incorporado efetivamente ao esqueleto, ao menos 50% de gordura da alimentação deve ser saturada.
- Reduzem Lp(a), uma substância no sangue que indica tendência à doença cardíaca.
- Protegem o fígado contra o álcool e outros tóxicos, como o paracetamol.
- Fortalecem o sistema imunológico.
- Os ácidos graxos saturados são necessários para uma correta utilização dos ácidos graxos essenciais. O ômega 3 é mais bem assimilado nos tecidos quando a alimentação é rica em gordura saturada.
- Os ácidos graxos saturados de cadeia média e curta têm importante ação antimicrobiana. Protegem contra microrganismos lesivos ao trato digestivo.

Evidências científicas, avaliadas honestamente, não suportam a afirmação de que gordura saturada obstrui artérias, causando doenças cardíacas.

Nas artérias obstruídas, apenas 26% das gorduras são saturadas. Os demais 74% das gorduras compõem-se de poli-insaturada – mais da metade – e insaturada.

ONDE ENCONTRAR E COMO USAR

Gordura saturada é um ácido graxo saturado, o que significa que todos os carbonos disponíveis da molécula estão ocupados ou ligados a um átomo de hidrogênio. Por isso, é uma gordura altamente estável, que não se torna rançosa com facilidade. Sua estabilidade persiste mesmo quando aquecida. Sua forma é sólida ou semissólida à temperatura ambiente.

- Ácidos graxos saturados são encontrados em gordura animal e óleos tropicais, como o de coco. O organismo também os produz, a partir dos carboidratos ingeridos.
- Óleo de coco apresenta 92% de gordura saturada.
- Óleo de oliva é predominantemente (75%) ácido oleico, um monoinsaturado, mas contém 13% de gordura saturada. Ideal para saladas, pode ser usado para cozinhar em baixa temperatura. O extravirgem também é rico em antioxidantes.
- Carne vermelha apresenta de 50 a 55% de gordura saturada e 40% de monoinsaturada.

- Banha de porco apresenta 40% de gordura saturada e 48% de monoinsaturada.
- Banha bovina é de 70% a 80% saturada e é uma gordura altamente estável, que pode ser usada para frituras.
- Gordura de pato ou ganso é ainda mais estável que a bovina, pois apresenta cerca de 35% de gordura saturada e 52% de gordura monoinsaturada. Muito valorizada na Europa, onde é usada para fritar batatas, é indicada para frituras em geral. Algumas culturas valorizam as gorduras saturadas pelos benefícios que oferecem à saúde.
- Frango: sua gordura é 31% saturada e 49% monoinsaturada. Muito usada em frituras na cozinha *kosher*. Sua qualidade, porém, é inferior à da gordura de pato e ganso.

A maioria das pessoas, especialmente bebês e crianças em fase de crescimento, beneficia-se da gordura na alimentação, mas é preciso optar por gorduras e óleos de qualidade. Convém evitar todo alimento processado contendo gordura hidrogenada e óleos poli-insaturados. Dê preferência ao óleo de oliva extravirgem. Use óleo de coco ou de palma para cozinhar e gordura animal para frituras ocasionais.

Voltando às origens

Nosso corpo foi programado para acumular gordura, está no código genético. Essa reserva importante de energia garantiu a sobrevivência nos tempos primitivos, quando os climas extremos castigavam o homem e as armas rudimentares dificultavam a caça. De lá para cá, quanta mudança! Mas nosso código genético resiste e, por isso, nossos corpos ainda não se adaptaram por completo à alimentação moderna. É como colocar *diesel* em um carro a gasolina: não funciona!

Uma revolução médica, porém, está acontecendo e mostra com precisão como reprogramar o organismo para queimar gordura – ou acumular, se for o caso – e manter o peso ideal. O conceito é simples: aprendendo-se como lidar *com* nosso organismo, e não *contra* ele, podemos ativar ou atenuar a fornalha natural de queima de gordura que está adormecida.

Essa revolução dietética, com base no metabolismo do paciente, possui sólidas raízes na nutrigenômica – ciência que estuda como os alimentos interagem com nossos genes. Não se esqueça de que os alimentos contêm informações e instruções que atuam em nosso organismo.

Coma o alimento certo e mande ao seu organismo instruções sobre peso e saúde ideais; coma alimentos errados e mande mensagens de desequilíbrio e doença.

Depois de ler este livro, com certeza você repensará tudo o que já sabia sobre dietas. E talvez queira experimentar essa nova forma de "entrar em forma". Tenho certeza de que sua saúde terá benefícios duradouros, conquistados com maior rapidez e consistência, se você complementar a alimentação com os suplementos indicados ao seu perfil metabólico.

Embora a nutrigenômica se destine a equilibrar a saúde de qualquer pessoa, acredito que seja a resposta há muito esperada pelos obesos em geral, essa maioria silenciosa cansada de dietas milagreiras. Alimentar-se de acordo com seu tipo metabólico significa livrar-se das dietas tradicionais e, ainda assim, emagrecer contando com todas estas vantagens:

- Não se submeter a nenhum programa de controle rígido de alimentação.
- Não restringir quantidades – o que só faz ganhar peso.
- Alimentar-se em restaurantes ou eventos, sem complicações.
- Não sentir fome.
- Livrar-se de compulsões alimentares.
- Ganhar energia, melhor condicionamento físico e mais saúde.
- Aumentar a longevidade.

Aprenda a comer de acordo com suas necessidades e livre-se de uma vez por todas da escravidão das dietas de fome, que nem sempre funcionam: menos de 6% dos programas de emagrecimento são bem-sucedidos. Em média, uma pessoa que faz dieta ganha 10 kg ao final dela!

Agora você pode escolher viver bem.
Viver é o máximo!

REFERÊNCIAS

ARTIGOS E LIVROS

ABRAMS JR., H. L. Anthropological research reveals human dietary requirements for optimal health. *Journal of Applied Nutrition*, 1982; 16(1):38-45.

ABRAVANEL, E. *Body Type Diet*. New York: Bantam, 1983.

AIHARA, H. *Acid & Alkaline*. California: George Ohsawa Macrobiotic Foundation, 1971.

ALLRED, J. B. Too much of a good thing? An overemphasis on eating low-fat foods may be contributing to the alarming increase in overweight among US adults. *Journal of the American Dietetic Association*, 1995; 95(4):417-18.

ALTERATIONS ON METABOLIC rate after weight loss in obese humans. *Nutrition Reviews*, 1985; 43(2):41-42.

ARCHIVES OF THE PRICE POTTENGER NUTRITION FOUNDATION, Curator, Marion Patricia Connolly, P.O. Box 2614, La Mesa, CA 91943-2614, (619) 574-1314, 1-800-366-3748.

ASSUNÇÃO, M. L. et al. Effects of dietary coconut oil on the biochemical and anthropometric profiles of women presenting abdominal obesity. *Lipids*, 2009; 44(7):593-601.

ATKINS, R. C. Dr. *Atkins' new diet revolution*. New York: WholeCare/Avon, 2001.

_____; LINDE, S. M. Dr. *Atkins' super-energy diet*. New York: Crown Publishers, 1976.

BABA, N.; BRACCO, E. F.; HASHIM, S. A. Enhanced thermogenesis and diminished deposition of fat in response to overfeeding with diet containing medium chain triglyceride. *Am. J. Clin. Nutr.*, 1982; 35(4):678-82.

BALL, M. J. Parenteral nutrition in the critically ill: use of a medium chain triglyceride emulsion. *Intensive Care Medicine*, 1993; 19(2):89-95.

BANNISTER, R.; MATHIAS, C. J. *Autonomic failure: a textbook of clinical disorders of the autonomic nervous system*. Inglaterra: Oxford University Press, 1992.

BAYAN, M. J. *Eat Fat, Be Healthy*. New York: Fireside/Simon and Schuster, 2000.

BERNSTEIN, R. K. *Dr. Bernstein's diabetes solution*. New York: Little Brown, 1997.

BLAND, J. S.; BENUM, S. H. *Genetic nutritioneering*. Los Angeles: Keats, 1999.

BLONZ, E. R. Scientists revising villain status of coconut oil. *Oakland Tribune*, 1991.

BRAND-MILLER, J. et al. *The glucose revolution: the authoritative guide to the glycemic index – the groundbreaking medical discovery*. Washington: Marlowe & Co., 1999.

CAPPON, J. P. et al. Acute effects of high fat and high glucose meals on the growth hormone response to exercise. *J Clin Endocrinol Metab.*, 1992; 76(6):1418-22.

CHERASKIN, E.; RINGSDORF, W. M.; CLARK, J. W. *Diet and disease*. Emmaus: Rodale Books, 1975.

CORDAIN, L. *The paleo diet*. New York: Wiley, 2002.

COUSENS, G. *Conscious eating*. Berkeley: North Atlantic Books, 2000.

CRAYHON, R.; KRELOFF, J. *The sweet taste that's good for you. Designs for Health Weekly*, 2002.

D'ADAMO, J. L. *One man's food...* New York: Richard Marek Publishers, 1980.

_____. *The D'Adamo diet*. New York: McGraw-Hill, 1989.

D'ADAMO, P. J.; WHITNEY, C. *Eat right 4 your type*. New York: G. P. Putnam's Sons, 1996.

DOERGE, D. R.; CHANG, H. C. Inactivation of thyroid peroxidase by soy isoflavones in vitro and in vivo. *Journal of Chromotography B*, 2002; 777(1-2):269-79.

DOUGLASS, W. C. *The milk book: how science is destroying nature's nearly perfect food*. La Mesa, CA: Price-Pottenger Foundation, 1983.

DRIES, J.; DRIES, I. *The Complete Book of Food Combining: A New Approach to the Hay Diet and Healthy Eating*. Inglaterra: Element Books, 1998.

EADES, M. R.; EADES, M. D. *Protein power*. New York: Bantam, 1996.

EATON, S. B.; KONNER, M. Paleolithic nutrition: a consideration of its nature and current implications. *The New England Journal of Medicine,* 1985; 312:283-89.

EISENBERG, D. M. et al. Unconventional medicine in the United States: prevalence cost and patterns of use. *The New England Journal of Medicine*, 1993; 328:246-252.

ENIG, M. G. *Know your fats: the complete primer for understanding the nutrition of fats, oils and cholesterol*. Silver Spring, MD: Bethesda Press, 2000.

_____. *Coconut: in support of good health in the 21st Century*. Disponível em: http://citeseerx.ist.psu.edu/viewdoc/download?doi=10.1.1.602.2612&rep=rep1&type=pdf. Acesso em: 10 fev. 2020.

FALLON, S. *Ancient wisdom for tomorrow's children*. La Mesa, CA: Price-Pottenger Foundation, 1985.

FARQUHAR, J. W. et al. Glucose, insulin, and triglyceride responses to high and low carbohydrate diets in man. J Clin Invest, 1966; 45(10):1648-56.

FIFE, B. *The coconut oil miracle*. 5 ed. New York: Avery Publishing Group, 2013.

_____. *Coconut oil and medium-chain triglycerides*. Disponível em: https://pdfs.semanticscholar.org/34ff/3764ede09f58f5c2b4b9aa46bc66adfc818d.pdf. Acesso em: 10 fev. 2020.

_____. Coconut water for health and healing. Colorado: Piccadilly Books, 2012.

FRANCIS, R. Sugar: a poor choice. *Beyond Health News*, 1998.

FREED, D. L. J. Lectins in food: their importance in health and disease. *Journal of Nutritional Medicine,* 1991; 2:45-64.

FUSHIKI, T. et al. Swimming endurance capacity of mice is increased by consumption of medium-chain triglycerides. *Journal of Nutrition*, 1995; 125(3):531-9.

GALBO, H. Endocrinology and metabolism in exercise. *International Journal of Sports Medicine*, 1981; 2:125-30.

GARCIA, O. *The Balance*. New York: Regan Books/Harper Perennial, 2000.

GELIEBTER, A. Overfeeding with a diet of medium-chain triglycerides impedes accumulation of body fat. *Clinical Nutrition*, 1980; 28:595.

GITTLEMAN, A. L. *Your body knows best*. New York: Pocket Books, 1996.

GOVINDAN, N. K.; RAJAMOHAN, T. Effect of topical application of virgin coconut oil on skin components and antioxidant status during dermal wound healing in young rats. *Skin Pharmacol. and Physiol.*, 2010; 23(6):290-7.

GRANT, D.; JOICE, J. *Food combining for health: get fit with foods that don't fight*. New York: Inner Traditions Intl. Ltd., 1985.

GROVES, B. The cholesterol myth. Part 1. *Second Opinions*. Disponível em: http://www.second-opinions.co.uk/cholesterol_myth_1.html#.XkFMCE9Kjcs. Acesso em: 10 fev. 2020.

_____. The Cholesterol Myth. Part 2. *Second Opinions*. Disponível em: http://www.second-opinions.co.uk/cholesterol_myth_2.html#.XkFMIk9Kjcs. Acesso em: 10 fev. 2020.

HALL, R. H. *Food for thought: the decline in nutrition*. New York: Vintage Books, 1976.

HATTERSLEY, J. G. The nearest thing to a perfect food: Part II. *Townsend Letter for Doctors*, 2002; 227:86.

HEIMLICH, J. *What your doctor won't tell you*. New York: Harper Perennial, 1990.

HOCKMAN, C. H. *Essentials of autonomic function: the autonomic nervous system: fundamental concepts from anatomy, physiology, pharmacology and neuroscience for students and professionals in the health sciences*. Springfield: C. C. Thomas, 1987.

HOPKINS, V. What about sucralose? *The John R. Lee, M.D. Medical Letter*, 2004.

HRISTOV, A. N. et al. Effect of lauric acid and coconut oil on ruminal fermentation, digestion, ammonia losses from manure, and milk fatty acid composition in lactating cows. *J. Dairy Sci.*, 2009; 92(11):5561-82.

ISAACS, C. E. et al. Addition of lipases to infant formulas produces antiviral and antibacterial activity. *Journal of Nutritional Biochemistry*, 1992; 3:304-308.

_____; SCHNEIDMAN, K. Enveloped viruses in human and bovine milk are inactivated by added fatty acids (FAs) and monoglycerides (MGs). *The FASEB Journal*, 1991.

JENNINGS, I. W. *Vitamins in endocrine metabolism*. Inglaterra: Butterworth-Heinemann, 1970.

KAUNITZ, H.; DAYRIT, C.S. Coconut oil consumption and coronary heart disease. *Philippine Journal of Internal Medicine*, 1992; 30(1):165-171.

KELLY, W. D. *The Metabolic types*. Winthrop: Kelley Foundation, 1976.

KNOPP, R. H.; RETZLAFF, B. M. Saturated fat prevents coronary artery disease? An American paradox. *American Journal of Clinical Nutrition*, 2004; 80(5):1102-1103.

KONLEE, M. Return from the jungle: an interview with Chris Dafoe. *Positive Health News*, 1997.

KRELOFF, J. The Trouble with fructose. *Designs for Health Weekly*, 2002.

KRISTAL, H. J.; WOLCOTT, W. L. The death of allopathic nutrition. *Orthomolecular-Health-Medicine Society*, San Francisco, 1998.

LEONARD, J. N.; HOFER, J. L.; PRITIKIN, N. *Live longer now*. New York: Ace, 1974.

LIEBERMAN, S. *The real vitamin and mineral book: using supplements for optimum health*. New York: Avery, 1990.

LOW, P. A. *Clinical autonomic disorders*. New York: Little, Brown and Co., 1993.

MARINA, A. M. et al. Antioxidant capacity and phenolic acids of virgin coconut oil. *Int. J. Food Sci. Nutr.*, 2009; 60(2):114-23.

MATSUMOTO, M. et al. Defaunation effects of medium chain fatty acids and their derivatives on goat rumen protozoa. *The Journal of General Applied Microbiology*, 1991; 37(5):439-445.

MCCAMY, J. C.; PRESLEY, J. *Human life styling: keeping whole in the 20th century*. New York: HarperCollins, 1975.

MOZAFFARIAN, D.; RIMM, E.B.; HERRINGTON, D.M. Dietary fats, carbohydrate, and progression of coronary atherosclerosis in postmenopausal women. *Am. J. Clin. Nutr.*, 2004; 80:1175-84.

MURRAY, M. T.; PIZZORNO, J. *The encyclopedia of natural medicine*. Rocklin: Prima, 1998.

NEVIN, K. G.; RAJAMOHAN, T. Beneficial effects of virgin coconut oil on lipid parameters and in vitro LDL oxidation. *Clinical Biochemistry*, 2004; 37(9):830-835.

ORNISH, D. *Dr. Dean Ornish's program for reversing heart disease*. New York: Random House, 1990.

PAGE, M. E.; BROOKS, D. L. *Body Chemistry in health and disease*. St. Petersburg: Biochemical Research Foundation, 1949.

_____; ABRAMS JR., H. L. *Your body is your best doctor: formerly, health versus disease*. New Canaan, CT: Keats Publishing, 1972.

PIATTI, P. M. et al. Hypocaloric high-protein diet improves glucose oxidation and spares lean body mass: Comparison to hypocaloric high-carbohydrate diet. *Metabolism*, 1994; 43(12):1481-87.

PODELL, R. N.; PROCTOR, W. *The G-Index Diet: the missing link that makes permanent weight loss possible*. New York: Warner Books, 1994.

PORTE JR., D.; WOODS, S. C. Regulation of food intake and body weight by insulin. *Diabetologia*, 1981; 20:274-280.

POTTENGER, F. M. *Symptoms of visceral disease: a study of the vegetative nervous system in its relationship to clinical medicine*. St. Louis: C. V. Mosby Co., 1919.

POTTENGER JR., F. M. *Pottenger's cats: a study in nutrition*. La Mesa, CA: Price Pottenger Foundation, 1983.

_____. *The cat studies*. San Diego: Price-Potenger Nutrition Foundation, 1995.

PRICE, W. *Nutrition and physical degeneration: a comparison of primitive and modern diets and their effects*. La Mesa, CA: Price Pottenger Foundation, 1945.

PRIOR, I. A. et al. Cholesterol, coconuts, and diet on Polynesian atolls: a natural experiment: the Pukapuka and Tokelau Island studies. *American Journal of Clinical Nutrition*, 1981; 34(8):1552-1561.

RAVNSKOV, U. *The cholesterol myths*. Washington: New Trends Publishing, 2000.

RAYMOND PEAT NEWSLETTER. *Coconut oil*, 1996.

_____. *Unsaturated vegetable oils toxic*, 1996; 2-4.

REA, W. J. *Chemical sensitivity*. v. 1. Florida, EUA: Lewis Publishers, 1992.

_____. *Chemical sensitivity*. v. 2. Florida, EUA: Lewis Publishers, 1994.

_____. *Chemical sensitivity*. v. 3. Florida, EUA: Lewis Publishers, 1996.

_____. *Chemical sensitivity*. v. 4. Florida, EUA: Lewis Publishers, 1996.

RICHARD, D. *Stevia rebaudiana: nature's sweet secret*. Bloomingdale, IL: Vital Health Publishing, 1996.

ROBBINS, J. *Diet for a new America*. Tiburon, CA: H. J. Kramer, 1987.

ROSEDALE, R. Insulin and its metabolic effects. *Designs for Health Institute BoulderFest Seminar*, Colorado, 1999.

ROSS, J. *The diet cure*. New York: Viking, 1999.

ROWEN, R. J. New fat reduces abdominal fat. *Second Opinion*, 2002.

SCHIMD, R. F. *Traditional foods are your best medicine*. Rochester: Healing Arts Press, 1997.

_____. *Native nutrition: eating according to ancestral wisdom*. Rochester, VT: Healing Arts Press, 1994.

SEARS, B.; LAWREN, B. *The zone*. New York: Regan Books, 1995.

STEWARD, H. L. et al. *Sugar busters! Cut sugar to trim fat*. New York: Ballantine Books, 1998.

ST-ONGE, M. P.; JONES, P. J. Greater rise in fat oxidation with medium-chain triglyceride consumption relative to long-chain triglyceride is associated with lower initial body weight and greater loss of subcutaneous adipose tissue. *International Journal of Obesity & Related Metabolic Disorders*, 2003; 27(12):1565-71.

VALENTINE, T.; VALENTINE, C. *Medicine's missing link: metabolic typing and your personal food plan*. Rochester, VT: Thorson's Publishers, 1987.

VAN DALE, D.; SARIS, W. H. Repetitive weight loss and weight regain: effects on weight reduction, resting metabolic rate, and lipolytic activity before and after exercise and/or diet treatment. *American Journal of Clinical Nutrition*, 1989; 49(3):409-416.

WATSON, G. *Nutrition and your mind*. New York: Harper&Row, 1972.

WESTPHAL, S. A. et al. Metabolic response to glucose ingested with various amounts of protein. American Journal of Clinical Nutrition, 1990; 52:267-72.

WILEY, R. A. *BioBalance: the acid/alkaline solution to the food-mood-health puzzle*. Tacoma, Wash: Life Sciences Press, 1989.

WILLETT, W. C. et al. Intake of trans fatty acids and risk of coronary heart disease among women. *Lancet*, 1993; 341(8845):581-5.

WILLIAMS, R. J. *Biochemical individuality*. New York: McGraw-Hill, 1998.

_____. *Nutrition against disease*. New York: Bantam Books, 1978.

WOLCOTT, W. L. *The death of allopathic nutrition*. Winthrop: Healthexcel Publications, 1998.

_____. A theoretical model for clinical application of the relationship between the autonomic nervous system and the oxidation rate in the determination of metabolic types and the requeriments of nutritional individuality. *Metabolic Technology I*. Boston, MA: International Health Institute, 1983.

_____; FAHEY, T. *The metabolic typing diet*. New York: Doubleday, 2000.

YOUNG, R. O.; YOUNG, S. R. *The pH miracle*. New York: Warner Books, 2002.

Do mesmo autor:

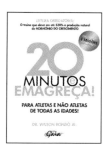

20 minutos e emagreça!

Com o objetivo de melhorar o desempenho e proporcionar o bem-estar, Dr. Wilson Rondó Jr. traz ao conhecimento do leitor o exercício supra-aeróbico. Trata-se de um tipo de atividade física que aumenta a produção do hormônio do crescimento HgH. O resultado: uma mudança de corpo e de vida.

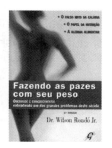

Fazendo as pazes com seu peso
Obesidade e emagrecimento: entendendo um dos grandes problemas deste século

Como perder peso ganhando energia? Na concepção do Dr. Wilson Rondó Jr., fazer as pazes com seu peso é uma questão de equilíbrio, de boa vontade e objetivo. Neste livro, ele introduz dietas práticas e fáceis de seguir.

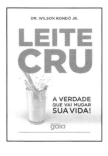

Leite cru
A verdade que vai mudar sua vida!

Nessa obra, Dr. Wilson Rondó Jr. apresenta suas sólidas pesquisas de que o leite cru, desprovido de pasteurização, é riquíssimo em substâncias orgânicas e, por se encontrar em seu estado mais íntegro, representa uma fonte de nutrientes com condições excepcionais para melhorar a qualidade de vida de quem o consome.

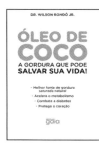

Óleo de coco
A gordura que pode salvar sua vida!

Nesse livro, o Dr. Wilson Rondó Jr. propõe auxiliar as pessoas a ter uma vida mais saúdavel introduzindo na alimentação cotidiana o óleo de coco.

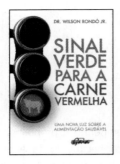
Sinal verde para a carne vermelha

Com o avanço da tecnologia, de novos cuidados de criação e abate e com a fiscalização séria sobre a qualidade do produto, pode-se afirmar que a carne vermelha é um dos melhores alimentos – sendo uma das balanceadas fontes de proteínas, aminoácidos, vitaminas e minerais que se pode encontrar, desde que venha de animais criados em liberdade no campo, alimentados a pasto, onde o ômega 3 é encontrado em abundância.

Conheça mais sobre os livros e a medicina ortomolecular no *site* do autor: www.drrondo.com

No *site* você também poderá inscrever-se para receber gratuitamente por *e-mail* informações sobre os benefícios e as novidades que a medicina ortomolecular oferece.